U0118815

汉竹编著・健康爱家系列

对症按摩
一本速查

查炜／主编

江苏凤凰科学技术出版社・南京

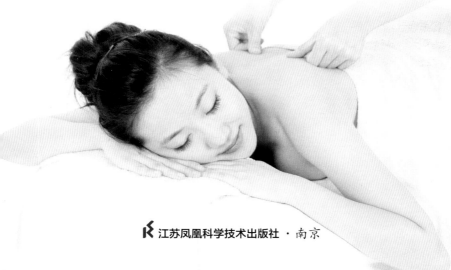

图书在版编目（CIP）数据

对症按摩一本速查 / 查炜主编 . — 南京：江苏凤凰科学技术出版社，2023.8
ISBN 978-7-5713-3504-5

Ⅰ．①对… Ⅱ．①查… Ⅲ．①按摩疗法（中医）Ⅳ．① R244.1

中国国家版本馆 CIP 数据核字 (2023) 第 056489 号

中国健康生活图书实力品牌

对症按摩一本速查

主　　　编	查　炜
全 书 设 计	汉　竹
责 任 编 辑	刘玉锋　赵　呈
特 邀 编 辑	张　瑜　郭　博
责 任 校 对	仲　敏
责 任 监 制	刘文洋

出 版 发 行	江苏凤凰科学技术出版社
出版社地址	南京市湖南路 1 号 A 楼，邮编：210009
出版社网址	http://www.pspress.cn
印　　　刷	南京新世纪联盟印务有限公司

开　　　本	787 mm×1 092 mm　1/32
印　　　张	4.5
插　　　页	4
字　　　数	100 000
版　　　次	2023 年 8 月第 1 版
印　　　次	2023 年 8 月第 1 次印刷

标 准 书 号	ISBN 978-7-5713-3504-5
定　　　价	29.80 元

图书如有印装质量问题，可向我社印务部调换。

导读

按摩手法应如何选择？
穴位总是找不准怎么办？
不同病症应该按摩哪些穴位？
……

本书从按摩手法讲起，针对常见小病小痛，给出了简便、易行、有效的对症按摩方。本书文字通俗易懂，版式简约，配图清晰，更有专家视频讲解，让取穴、配穴不再成为难题。无论是处于健康状态、亚健康状态还是患有常见病，无论是男人、女人、中老年人还是儿童，在有小病小痛时，都可以从这本书中找到适合的穴位按摩方来调养身体。

值得注意的是，本书所介绍的按摩方法仅供读者参考，不能代替药物治疗，也不能替代正规医疗手段。特殊人群（如基础病患者、婴幼儿、处于月经期或孕产期的女性朋友）应在医生的指导下选用书中所推荐的按摩方法。

本书视频讲解专家为中日友好医院针灸科副主任医师刘乃刚。

按摩为什么可以保健养生

按摩是通过手法作用于人体体表的经络、穴位和特定部位，以调节机体的生理、病理状况，从而达到缓解不适的目的。那么，按摩会对人体产生哪些作用呢？这可以从中医原理和西医原理两个方面来进行解读。

▼中医原理讲按摩

通调脏腑

疾病的发生、发展及其转归的过程是正气和邪气相互斗争、盛衰消长的结果。人体脏腑有化生气血、受纳排浊的功能，脏腑功能失调，则受纳有限、化生无源、排浊困难，从而导致正气虚弱、邪气壅盛。按摩疗法通过作用于人体体表上的经络腧穴，可以改善脏腑功能，使机体处于良好状态，增强抗病能力。

疏通经络

经络是人体气血运行的道路，具有"行气血而营阴阳，濡筋骨，利关节"的作用。气血不和则外邪入侵，经络闭塞，不通则痛。按摩疗法通过对人体体表的直接刺激，加速了气血的运行，从而防止气滞血淤，达到疏通经络的目的。

调和气血

营、卫、气、血是人体生命活动过程中所必需的物质和动力基础。营藏于血，为血中的能量和动力；卫藏于气，为气中的能量和动力。气血运行可贯通表里内外，渗透到脏腑肌腠，使全身成为一个协调统一的整体。营卫相通，气血调和，机体皆得其养，则内外调和，阴平阳秘。

▼西医原理讲按摩

促进血液循环

按摩疗法作用于体表，其压力传递到血管壁，可使受阻的血液骤然流动，使血流旺盛。而且，其有节律的刺激还可促使血液提高流速，从而降低血液黏稠度，使血液进入良性循环状态。

调理肠胃功能

按摩疗法的刺激信号，通过神经的传导反射作用，可促进胃肠的蠕动和消化液的分泌，加快对食物的消化吸收速度，强化消化系统的功能。

缓解肌肉疲劳

按摩疗法可通过肌肉的牵张反射直接抑制肌痉挛，也可以通过消除痛源而间接解除肌紧张，从而能够有效地放松肢体，消除骨骼肌的过度紧张和僵硬状况，使肌肉组织保持正常弹性，防止肌肉过度疲劳，促进体能恢复。

镇静止痛

按摩疗法可使人体软组织得到放松，改善血液循环以促进外周致痛物质的分解、稀释和清除，因而有较好的止痛作用。此外，按摩疗法的刺激信号可抑制疼痛信号的传递，也可达到镇静止痛的效果，对劳损和体育锻炼等造成的肌肉疼痛以及诸多慢性疼痛，都有很好的作用。

目录

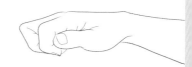

第一章 对症按摩，手法是关键

第二章 生活常见病症按摩

按一按，常见小病小痛一扫光 /12

日常保健按摩，改善亚健康 /50

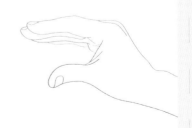

第三章 常见妇科、男科病症保健按摩

第四章 中老年慢性病症按摩

第五章 小儿常见病按摩

附录：突发不适，应急按摩

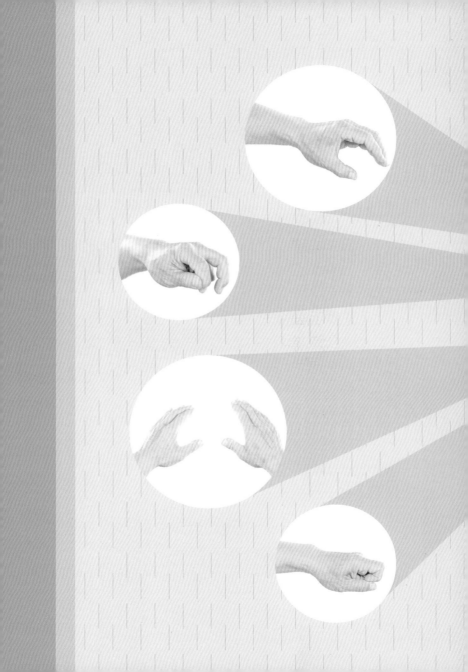

第一章
对症按摩，手法是关键

中医按摩手法的种类很多，有些名同法异，有些法同名异，有的根据动作形态分类，有的根据操作的要求分类，有的根据手法的方式分类。为了便于掌握、应用方便，本书主要介绍中医常用的临床按摩手法及其操作要领。

摩擦类手法

摩

法

掌摩法：用掌面附着于一定部位，以腕关节为中心，连同前臂做节律性的环旋运动。

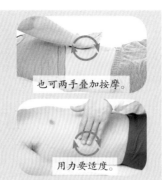

也可两手叠加按摩。

指摩法：食指、中指、无名指并拢，用此三指指腹附着于一定部位，以腕关节为中心，连同掌、指做节律性的环旋运动。

用力要适度。

按摩要点：肘关节自然屈曲，腕部放松，指掌自然伸直，动作要缓和而协调。

按摩功效：本法具有和中理气、消积导滞等作用。适用于胸腹、胁肋部。

擦

法

操作手法：用手掌的大鱼际、掌根或小鱼际附着在一定部位，沿直线来回推擦。操作时腕关节伸直，使前臂与手接近相平。手指自然伸直，整个指掌要贴在患者体表的不适部位，以肩关节为支点，上臂带动手掌做前后或上下往返移动。

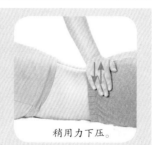

稍用力下压。

按摩要点：用力要稳，动作要均匀而连续。如在皮肤表面直接摩擦，应先涂抹适量的润肤剂。

按摩功效：本法具有行气活血、祛瘀止痛、温通经络、祛风散寒等作用。适用于全身各部位。

推法

操作手法： 用指、掌或肘部着力于一定的部位上，进行单方向的直线移动。用指称指推法，用掌称掌推法，用肘称肘推法。

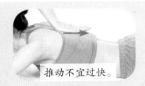

推动不宜过快。

按摩要点： 指、掌或肘要紧贴体表，速度要缓慢而均匀。

按摩功效： 本法能舒筋活络。适用于人体各部位。

搓法

操作手法： 用双手掌面夹住一定的部位，相对用力快速搓揉，同时做上下往返移动。

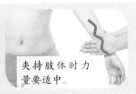

夹持肢体时力量要适中。

按摩要点： 双手对称用力，搓动要快，移动要慢。

按摩功效： 本法具有调和气血、舒筋通络的作用。适用于腰背、胸胁及四肢部。

抹法

指节抹法： 食指弯曲，用食指中节的桡侧缘做直线或弧形的往返抹动。

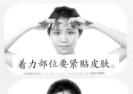

着力部位要紧贴皮肤。

指抹法： 用手指指腹做直线或弧形的往返抹动的方法。

用力要均匀。

按摩要点： 用力要均匀适中，动作要和缓灵活。

按摩功效： 本法具有开窍、镇静、醒脑、明目等作用。常用于头面、胸腹、手掌等部位。

摆动类手法

揉法

掌揉法：用手掌大鱼际或掌根着力于一定部位，腕部放松，以肘部为支点，前臂主动摆动，带动腕部做轻柔缓和的摆动。

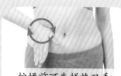

按揉前可先搓热双手。

指揉法：用手指指腹着力于一定的部位，腕部放松，以肘部为支点，前臂做主动摆动，带动腕和手指做轻柔缓和的摆动。

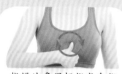

指揉法多用拇指或食指。

按摩要点：动作要协调连贯。

按摩功效：本法具有宽胸理气、消积导滞、活血祛瘀等作用。轻柔缓和，刺激量小，适用于全身。

擦法

操作手法：用第五掌指关节背侧吸附于按摩部位，将腕关节的伸屈动作与前臂的旋转运动相结合，使小鱼际与手背在按摩部位上做持续的来回滚动。

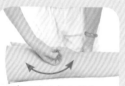

来回滚动都要发力。

按摩要点：压力要均匀，动作要协调而有节奏，不可忽快忽慢或时轻时重。

按摩功效：本法具有舒筋活血、滑利关节、缓解肌肉与韧带痉挛的作用。因其压力大，接触面积大，适用于肩背、腰臀及四肢等肌肉较丰厚的部位。

叩击类手法

拍法

操作手法： 双手交替用虚掌拍打体表。

按摩要点： 手指自然并拢，掌指关节微屈，平稳而有节奏地拍打患部。

按摩功效： 本法可舒筋通络、行气活血。配合其他手法效果更好。

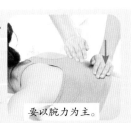

要以腕力为主。

击法

拳击法： 手握空拳，腕伸直，用拳背平击体表。

击打时用力要稳。

侧击法： 手指自然伸直，腕略背屈，用单手或双手小鱼际击打体表。

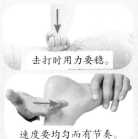

速度要均匀而有节奏。

按摩要点： 压力要轻柔，动作要协调而有节奏。

按摩功效： 本法具有舒筋通络、缓解痉挛、消瘀止痛等作用。适用于腰背部和四肢等部位。

拨法

操作手法： 拇指伸直，以指端着力于施术部位，其余四指置于相应的位置以助力，拇指下压至一定的深度，待有酸胀感时，再做与肌纤维或肌腱、韧带成垂直方向的单向或来回拨动。

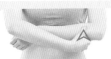

常用于四肢、颈项。

按摩要点： 用力由轻而重。按压拨动的方向与肌肉组织走向垂直。

按摩功效： 本法有止痛和解除肌肉粘连的作用。常用于四肢和颈项等部位。

挤压类手法

按法

指按法：用手指指端或指腹按压体表。多与揉法配合使用，称为按揉法。

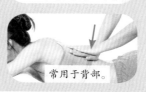

压力要垂直于穴位。

掌按法：用单掌、双掌或双掌叠加按压体表。

常用于背部。

按摩要点：着力部位要紧贴体表，力度由轻而重。

按摩功效：本法具有放松肌肉、疏通经络、活血止痛的作用。指按法适用于全身；掌按法常用于腰背部和腹部。

点法

拇指点法：用拇指指端点压体表。

不可突施暴力。

屈指点法：可屈拇指，用拇指指间关节桡侧点压体表；或屈食指，用食指近侧指间关节点压体表。

点后宜用揉法。

按摩要点：力度要由轻而重，平稳持续地施力。

按摩功效：本法具有开通闭塞、活血止痛、调理脏腑功能的作用。常用在肌肉较薄的骨缝处。

拿法

操作手法：分别用拇指和食指、中指，或用拇指和其余四指相对用力，在一定的部位和穴位上进行节律性的提捏。

按摩要点：常配合其他手法，用力由轻而重，动作要缓和而连贯。

按摩功效：本法具有疏经通络、祛风散寒、松解痉挛等作用。拿法适用于颈项部、肩背部及四肢部。

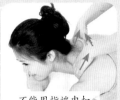

不能用指端内扣。

捏法

三指捏法：用拇指与食指、中指夹住肢体，相对用力挤压。

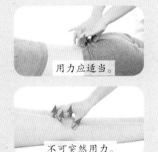

用力应适当。

五指捏法：用拇指与其余四指夹住肢体，相对用力挤压。

不可突然用力。

按摩要点：捏肌肤时，力度要适中。

按摩功效：本法具有舒筋通络、行气活血的作用。适用于头、颈项、四肢及背脊等部位。

掐法

操作手法：用指甲缘切按身体部位或穴位。

按摩要点：掐时要逐渐用力，注意不要掐破皮肤。掐后可轻揉局部，以缓解不适。

不要掐破皮肤。

按摩功效：本法多用于急救，可用于昏迷、休克患者的紧急处置。

振动类手法

振法

掌振法：用手掌着力在体表，前臂和手部肌肉强力地静止性用力，产生震颤动作。

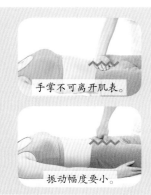

手掌不可离开肌表。

指振法：用手指指端着力在体表，前臂和手部肌肉强力地静止性用力，产生震颤动作。

振动幅度要小。

按摩要点：操作时力量要集中于指端或手掌上。振动的频率要高，着力可稍重。

按摩功效：本法具有祛瘀消积、和中理气、消食导滞、调节肠胃功能等作用。适用于全身。

抖法

操作手法：双手握住患者手腕部或足踝部，将被抖动的肢体抬高一定的角度，两前臂同时施力，做连续的上下抖动，使抖动所产生的抖动波由肢体远端传递到近端，使被抖动的肢体、关节产生舒适感。

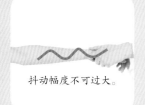

抖动幅度不可过大。

按摩要点：抖动幅度要小，频率要快。

按摩功效：本法具有调和气血、舒筋通络的作用。用于四肢，以上肢较为常用。与搓法配合效果更好。

运动关节类手法

摇法

肩关节摇法： 患者呈坐位，操作者以一只手扶住患者肩部，另一只手托握住患者腕部或肘部，然后摇动。

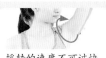

摇转的速度不可过快。

髋关节摇法： 患者呈仰卧位，两下肢并拢，屈髋屈膝。操作者双手分别按其两膝部，或一只手按膝，另一只手按于足踝部，两手臂协调用力，做环形摇转运动。

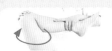

不可突然用力。

踝关节摇法： 患者呈仰卧位，操作者一只手握住患者足底，另一只手托住脚踝关节处，使踝关节做顺时针或逆时针方向旋转运动。

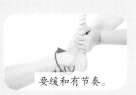

要缓和有节奏。

按摩要点： 摇转幅度由小到大，速度由慢至适当增快。

按摩功效： 重在活动关节。适用于四肢各关节及颈肩部、腰部。

拔伸法

颈部拔伸法： 患者呈坐位，操作者站在其身后，一只手扶住患者后枕部，另一侧上肢用肘弯部托住其下颌部，手掌扶住对侧头部，两手同时向上拔伸，牵引其颈椎。

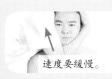

速度要缓慢。

指关节拔伸法： 用一只手捏住被拔伸关节的近侧端，另一只手握住其远侧端，两手同时做反方向牵拉。

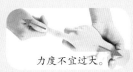

力度不宜过大。

按摩要点： 用力要均匀而持久，动作要缓和。

按摩功效： 对扭错的肌腱和移位的关节有整复作用。

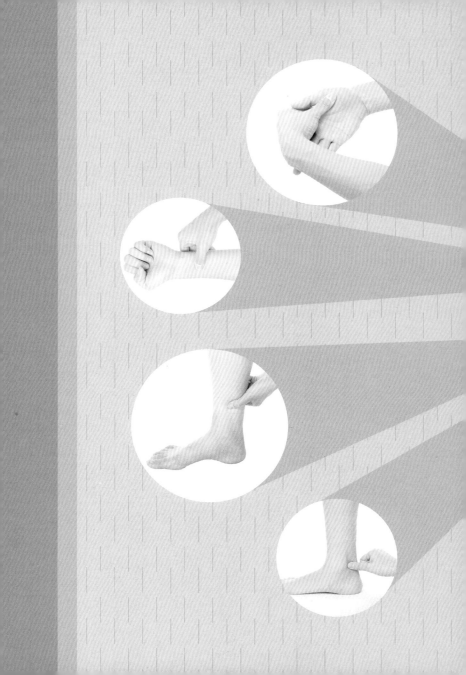

第二章
生活常见病症按摩

俗话说，人吃五谷杂粮，没有不生病的。面对诸多的疾病，我们除及时就医外，也要学会自我保健。按摩作为中医的一种常见治疗方法，简便易行，效果明显，让你足不出户也能缓解那些小病小痛引起的不适。

≫按一按,常见小病小痛一扫光

感冒

　　感冒是常见的外感疾病,可表现为鼻塞、流涕、打喷嚏、咳嗽、头痛、恶寒、发热、全身不适等。一年四季均可发病,尤以冬春两季多见。下面几种按摩方法适用于各种类型的感冒。

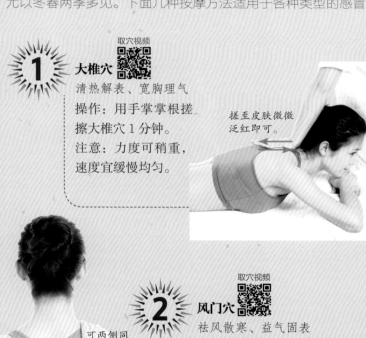

1 **大椎穴** 取穴视频

清热解表、宽胸理气

操作:用手掌掌根搓擦大椎穴1分钟。

注意:力度可稍重,速度宜缓慢均匀。

搓至皮肤微微泛红即可。

2 **风门穴** 取穴视频

祛风散寒、益气固表

操作:用拇指指腹按揉风门穴2~3分钟。

注意:力度适中,以有酸胀感为度。

可两侧同时进行。

3 肺俞穴

止咳平喘、宣肺解表

取穴视频

操作：用拇指指腹按揉肺俞穴，每次1分钟。

注意：力度可稍重，也可用掌揉法。

力度可稍重。

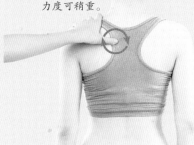

4 外关穴

解表清热、聪耳明目

取穴视频

操作：用拇指指腹在外关穴按揉2~3分钟。

注意：力度适中，用力要均匀。

可双手互换按摩。

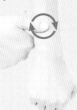

5 合谷穴

调和气血、清热解表

取穴视频

操作：用拇指指端掐按合谷穴 2~3分钟。

注意：力度可稍重，不要掐破皮肤。

掐按后宜轻轻按揉。

取穴

风寒型

■/// 风门穴
■/// 肺俞穴

风热型

■/// 曲池穴
■/// 印堂穴

治疗原则

风寒型：解表散寒
风热型：疏风清热

感冒通常分为风寒型、风热型、暑湿型、气虚型四种证型，下面主要介绍风寒型和风热型的对症按摩手法。风寒型感冒主要表现为发热轻、恶寒重、无汗、肌肉酸痛、流清涕。风热型感冒主要表现为发热重、恶寒轻、头痛、有汗、咽喉红肿、鼻塞、流黄涕。

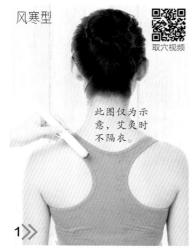

风寒型

取穴视频

此图仅为示意，艾灸时不隔衣。

1 ≫

风门穴

在按揉风门穴的基础上，再用艾条温和灸风门穴 5 分钟。

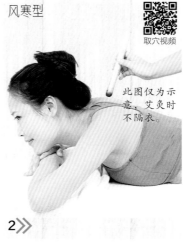

风寒型

取穴视频

此图仅为示意，艾灸时不隔衣。

2 ≫

肺俞穴

在按揉肺俞穴的基础上，再用艾条温和灸肺俞穴 5 分钟。

风热型

取穴视频

风热型

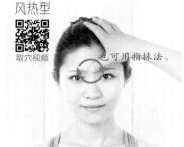

取穴视频

也可用指抹法。

1 »

曲池穴

用拇指指腹
按揉曲池穴
1分钟，再
刮痧曲池穴
1~3分钟。

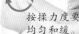

按揉力度要
均匀和缓。

2 »

印堂穴

用拇指指腹按揉印
堂穴2~3分钟。

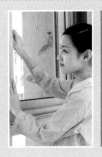

开窗通风

晨起后开窗通风
半小时，让新鲜
空气进入室内，
这样有助于感冒
患者早日恢复。

**补充维生
素C**

多吃富含维生素C
的蔬果，如猕猴
桃、橙子、柚子等，
以增强免疫力。

咳嗽

咳嗽分为外感咳嗽和内伤咳嗽。外感咳嗽起病急、病程短，多因感冒、急性上呼吸道感染、气管炎等引起；内伤咳嗽起病缓、病程长，多因慢性气管炎、支气管扩张、肺部感染等引起。经常外感咳嗽，或处在内伤咳嗽缓解期，可采取以下按摩疗法缓解症状。

取穴视频

1 天突穴

宣通肺气、化痰止咳

操作：用拇指指腹按压天突穴 1 分钟。力度由轻到重，以无不适感为度。

注意：按压的方向要垂直于穴位。

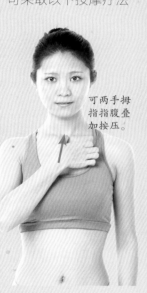

可两手拇指指腹叠加按压。

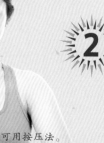

也可用按压法。

取穴视频

2 膻中穴

止咳平喘、宽胸理气

操作：用拇指指腹按揉膻中穴 1 分钟。

注意：力度适中，以有酸胀感为宜。

取穴视频

3 **鱼际穴**

清肺利咽、通络止痛

操作：用拇指指腹按揉鱼际穴 1~2 分钟。

注意：力度稍重，可一并按摩周围的肌肤。

可两手交替按摩。

取穴视频

4 **太溪穴**

滋肾养阴、补精填髓

操作：用拇指指腹按揉太溪穴 2~3 分钟。

注意：力度适中，以有酸胀感为宜。

也可用掐法。

可采用俯卧位。

取穴视频

5 **肺俞穴**

补肺宣肺、止咳平喘

操作：用拇指指腹按揉肺俞穴 2~3 分钟。

注意：可两侧同时进行，以有酸胀感为宜。

头痛

头痛是临床常见的症状，中医学将头痛分为外感、内伤两大类型。外感头痛有怕风、怕冷、有汗或无汗、发热等症状；内伤头痛的原因众多，常发生于过度疲劳的时候。采取以下按摩疗法，有助于缓解各类头痛症状。

取穴视频

1 太阳穴
止痛醒脑、振奋精神

操作：用双手拇指指腹按揉两侧太阳穴2~3分钟。

注意：轻轻揉按即可，以有酸胀感为宜。

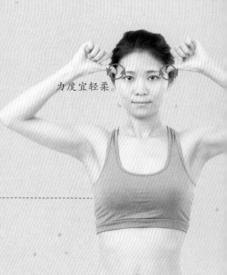

力度宜轻柔。

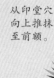

从印堂穴向上推抹至前额。

取穴视频

2 印堂穴
宁心益智、疏风止痛

操作：用拇指指腹推抹印堂穴1~3分钟。

注意：以前额微微发红为度。

3 取穴视频 **风池穴**

散风息风、通关开窍

操作：用拇指指腹按揉风池穴2~3分钟。

注意：可两侧同时进行，以有酸胀感为宜。

4 取穴视频 **合谷穴**

宣通气血、升清降浊

操作：用拇指指端掐按合谷穴，重复10~20次。

注意：不要掐破皮肤。

掐完宜轻轻按揉。

可适当用力。

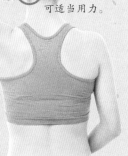

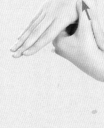

5 取穴视频 **膈俞穴**

解表宣肺、肃降肺气

操作：用拇指指腹按揉膈俞穴2~3分钟。

注意：也可用掌揉法，以有酸胀感为度。

可两侧同时进行。

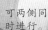

咽喉肿痛

咽喉肿痛通常是由扁桃体发炎引起的。大多数患者为了减轻咽喉肿痛，会服用一些润喉糖，但是这种方法治标不治本。其实，用按摩疗法也能缓解咽喉肿痛的症状。

1 少商穴 取穴视频

清热利咽

操作：用拇指指端点掐少商穴 30 次。

注意：力度适中，以有酸胀感为佳。

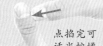

点掐完可适当按揉。

可两手相互掐揉。

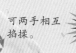

2 合谷穴 取穴视频

清热和营、泻火利咽

操作：用拇指指端掐揉合谷穴 1 分钟。

注意：不要掐破皮肤。

3

商阳穴 取穴视频

止痛利咽

操作：用拇指指端点
掐商阳穴 1 分钟。
注意：不要掐
破皮肤。

用力宜由
轻到重。

4

内关穴 取穴视频

理气止痛

操作：用拇指指腹按
揉内关穴 2~3 分钟。
注意：轻轻按揉即可。

可左右手
交替按揉。

也可用掌根
按揉。

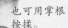

5

大椎穴 取穴视频

清热解表

操作：用拇指指腹按
揉大椎穴 2~3 分钟。
注意：可稍微用力，
直至有酸胀感为宜。

慢性鼻炎

慢性鼻炎是由病毒、细菌、过敏原以及某些全身性疾病引起的鼻腔黏膜炎症。主要表现为鼻塞、鼻痒、流鼻涕、打喷嚏等症状。用按摩疗法可以有效缓解慢性鼻炎症状，宜长期坚持。

取穴视频

1 迎香穴

通鼻窍、活血通络

操作：用食指指腹垂直按压迎香穴 1~3 分钟。

注意：力度适中，以有酸胀感为宜。

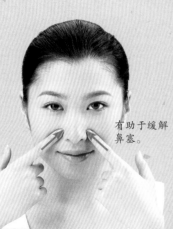

有助于缓解鼻塞。

用力宜由轻到重。

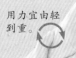

取穴视频

2 列缺穴

疏通经络、缓解鼻塞

操作：握住手腕，用拇指指腹按在列缺穴处，压揉 2 分钟。

注意：逐渐用力，以有酸胀感为宜。

3 印堂穴

取穴视频

提神醒脑、通畅鼻腔

操作：用食指和中指指腹按揉印堂穴1~3分钟，也可用刮痧板刮拭。

注意：按揉力度要适中。刮痧板刮拭直至皮肤微红、出痧即可。

也可用拇指按揉。

4 上星穴

取穴视频

醒脑安神、通鼻窍

操作：用食指和中指指腹向下按压上星穴，并按顺时针方向按揉约1分钟。

注意：力度适中，以有酸胀感为宜。

可有效缓解头痛、鼻塞。

也可用按揉法。

5 风池穴

取穴视频

疏风解表、活血通络

操作：两手拇指指腹分别用力按压两侧风池穴3分钟。

注意：力度宜稍重，以有酸胀感为佳。

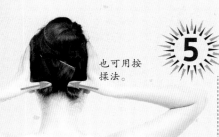

牙痛

取穴

▰/// 下关穴
▰/// 颊车穴
▰/// 承浆穴
▰/// 合谷穴

治疗原则
清热降火

牙痛大多是由牙龈炎、牙周炎、龋齿或折裂牙导致牙髓感染所引起的。此外，不正确的刷牙习惯、缺乏维生素等也会导致牙痛。俗话说"牙痛不是病，痛起来要人命"，按摩疗法可以有效缓解牙痛。

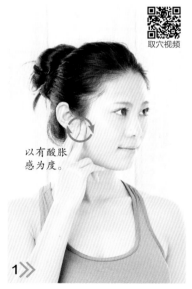

取穴视频

以有酸胀感为度。

1》

下关穴
用食指和中指指腹叠加按揉下关穴2分钟。

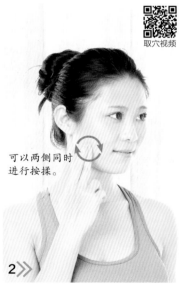

取穴视频

可以两侧同时进行按揉。

2》

颊车穴
食指叠加在中指上，按揉颊车穴1分钟。

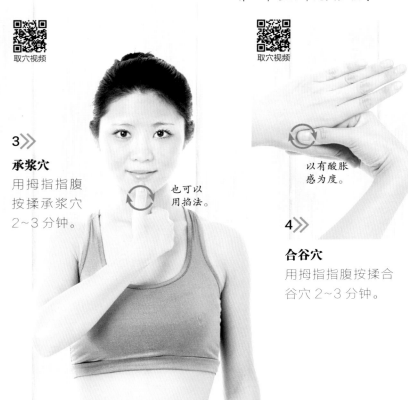

取穴视频

3》

承浆穴

用拇指指腹
按揉承浆穴
2~3分钟。

也可以
用掐法。

取穴视频

以有酸胀
感为度。

4》

合谷穴

用拇指指腹按揉合
谷穴 2~3 分钟。

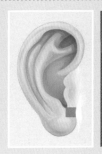

揉捏耳垂

因上火导致牙龈
肿痛时，可以揉
捏耳垂上的牙反
射区，每次揉捏
1 分钟。

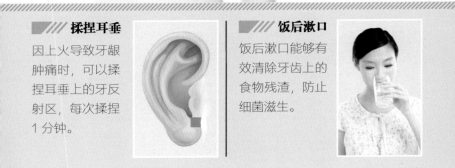

饭后漱口

饭后漱口能够有
效清除牙齿上的
食物残渣，防止
细菌滋生。

便秘

便秘是很多人有过的经历，特别是老年人。正常人每日排便1~2次或1~2日排便1次，便秘患者每周排便少于3次，并且排便费力，粪质硬结、量少。用按摩方法缓解便秘，效果较好。

1 天枢穴

取穴视频

调理肠胃、通腑泄浊

操作：用拇指指腹按揉天枢穴2~3分钟。

注意：轻轻按揉，以有酸胀感为佳。

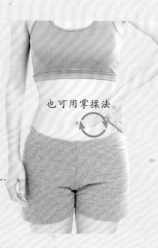

也可用掌揉法。

可取坐位，两侧同时进行。

取穴视频

2 上巨虚穴

理气通便

操作：用拇指指腹按揉上巨虚穴2~3分钟。

注意：按揉的速度宜缓慢均匀。

3 足三里穴 取穴视频

调理脾胃、疏通经络

操作：用拇指指腹按揉足三里穴 2~3 分钟。

注意：可稍微用力按揉，以有酸胀感为宜。

也可以用点按法。

4 三阴交穴 取穴视频

调补肝肾

操作：用拇指指腹按揉三阴交穴 2~3 分钟。

注意：可稍微用力，以有酸胀感为宜。

宜长期坚持按揉。

可两手交替进行。

5 支沟穴 取穴视频

缓解便秘

操作：用拇指指腹按揉支沟穴 1 分钟。

注意：力度适中，按揉的速度宜缓慢均匀。

腹泻

腹泻可分为急性腹泻和慢性腹泻。若腹泻次数过多，会导致体内大量的电解质及水分流失，出现全身乏力等症状，严重影响正常的工作及生活。因此，大家应给予足够的重视，必要时应及时就医。

1 天枢穴 取穴视频

和中止泻

操作：用拇指指腹按揉天枢穴 2~3 分钟。

注意：力度适中，不要过大或过小。

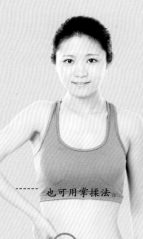

也可用掌揉法。

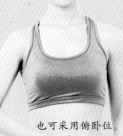

也可采用俯卧位。

2 神阙穴 取穴视频

温阳救逆、利水固脱

操作：用掌摩法摩揉神阙穴 3~5 分钟。

注意：可两手叠加进行，以透热为度。

3 命门穴

取穴视频

温肾固脾、利水固脱

操作：用拇指指腹按揉命门穴 1 分钟。

注意：也可用掌揉法，以有酸胀感为宜。

4 大肠俞穴

取穴视频

调和肠胃

操作：用拇指指腹按揉大肠俞穴 3~5 分钟。

注意：可同时按揉两侧穴位，以有酸胀感为宜。

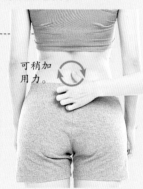

可稍加用力

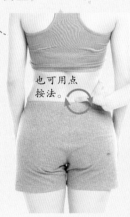

也可用点按法。

足三里穴是保健大穴，宜长期坚持按揉。

5 足三里穴

取穴视频

健脾和胃

操作：用拇指指腹按揉足三里穴约 1 分钟。

注意：用力宜均匀和缓，逐渐加重。

胃脘痛

胃脘痛是以上腹胃脘部近心窝处发生疼痛为主要症状的病症，常由寒邪客胃、饮食伤胃、肝气犯胃、脾胃虚弱等原因引起胃受纳、腐熟的功能失常，胃失和降而发生疼痛。按摩疗法可以缓解疼痛。

中脘穴、天枢穴、气海穴

用手掌揉中脘穴、天枢穴、气海穴，做轻柔缓和的环形运动，每个穴位按揉1分钟。

取穴视频

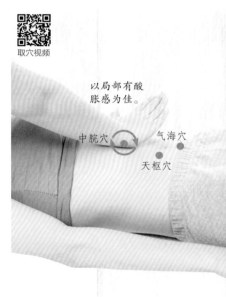

以局部有酸胀感为佳。

中脘穴　气海穴　天枢穴

内关穴

用拇指指腹顺时针按揉内关穴1分钟，两手交替进行，疼痛发作时可增至2~3分钟。

取穴视频

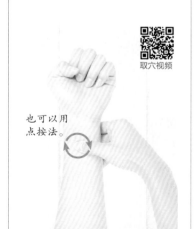

也可以用点按法。

胃脘痛患者可以喝温水，也可以将热水袋放在腹部，还可以吃一点温热软质食物来缓解疼痛，但不要吃寒凉及坚硬、黏滞的食物。

取穴视频

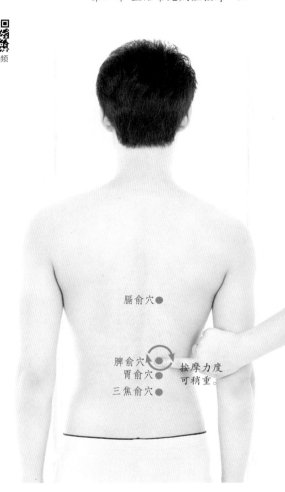

膈俞穴●

脾俞穴●
胃俞穴●

三焦俞穴●

按摩力度
可稍重。

膈俞穴、脾俞穴、胃俞穴、三焦俞穴
操作者用食指指腹分别按揉患者膈俞
穴、脾俞穴、胃俞穴、三焦俞穴，每
个穴位按揉2~3分钟。

消化不良

取穴

▰▰//// 胃俞穴
▰▰//// 天枢穴
▰▰//// 下脘穴
▰▰//// 公孙穴

治疗原则
健脾开胃

消化不良是一种临床症候群，是由胃动力障碍所引起的病症，主要分为功能性消化不良和器质性消化不良。本书中的按摩疗法适用于功能性消化不良。

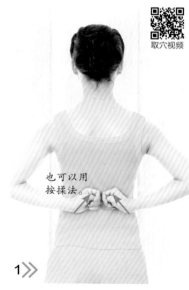

取穴视频

也可以用按揉法。

1 >>>

胃俞穴

握拳叩击两侧胃俞穴，每次2~3分钟。

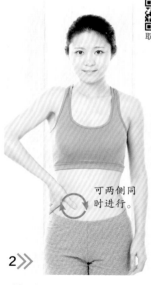

取穴视频

可两侧同时进行。

2 >>>

天枢穴

用拇指指腹按揉天枢穴 2~3 分钟。

取穴视频

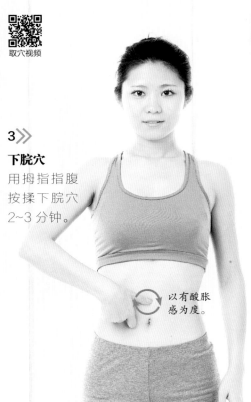

3 »

下脘穴

用拇指指腹
按揉下脘穴
2~3 分钟。

以有酸胀
感为度。

点按后可
施以揉法。

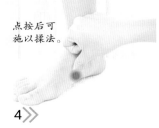

4 »

公孙穴

用拇指指腹点按公
孙穴 1~3 分钟。

取穴视频

**▨/// 吃高纤维
食物**

适量吃一些高
纤维食物，如芹
菜、玉米、紫菜
等，可促进肠胃
蠕动。

▨/// 适量吃山楂

山楂具有很好的
助消化作用。但
不宜过量食用，
也不宜空腹食用。
孕妇应慎食。

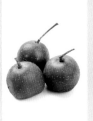

呃逆

取穴
■//// 扶突穴
■//// 内关穴
■//// 气舍穴
■//// 膻中穴
■//// 中脘穴

治疗原则
理气止呃

呃逆俗称"打嗝"，它常常是因为进食吞咽仓促、胃部受凉或精神刺激等引起的膈肌暂时性痉挛。呃逆可通过按摩予以缓解。

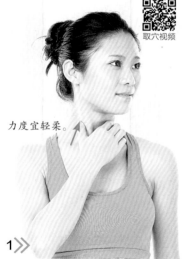

力度宜轻柔。

取穴视频

1 》》

扶突穴
用拇指指腹按压扶突穴5分钟。

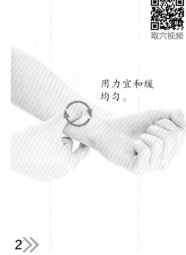

用力宜和缓均匀。

取穴视频

2 》》

内关穴
用拇指指腹按揉内关穴1分钟。

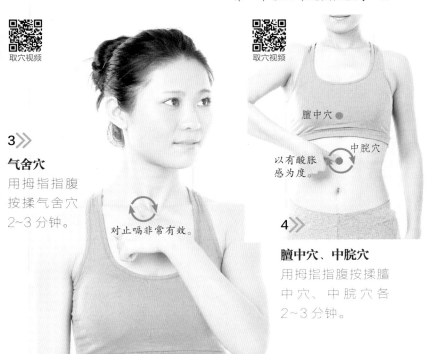

3 ≫

气舍穴

用拇指指腹
按揉气舍穴
2~3 分钟。

对止嗝非常有效。

膻中穴

中脘穴

以有酸胀
感为度。

4 ≫

膻中穴、中脘穴

用拇指指腹按揉膻
中穴、中脘穴各
2~3 分钟。

///**喝水弯腰法**

喝几口温开水，
慢慢咽下后，做
弯腰90°的动作，
保持姿势15秒，
可缓解呃逆。

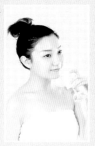

///**深呼吸**

若在进食时发
生呃逆，可以先
暂停进食，做几
次深呼吸，吸气
后尽量憋长一
些时间再呼出。

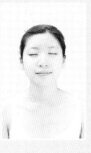

鼠标手

取穴

▰//// 阳池穴
▰//// 阳溪穴
▰//// 阳谷穴
▰//// 神门穴
▰//// 合谷穴
▰//// 列缺穴

治疗原则

舒筋通络

　　鼠标手是腕管综合征的俗称，是正中神经在腕部的腕管内受卡压而引起手指麻木和功能障碍的一种病症。多发生于流水线操作员、木工、厨师及长期使用电脑者。有针对性的按摩可以有效缓解鼠标手带来的不适。

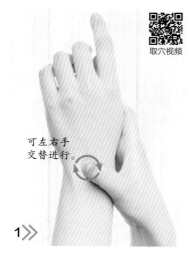

取穴视频

可左右手交替进行。

1>>

阳池穴

用拇指指腹按揉阳池穴 2~3 分钟。

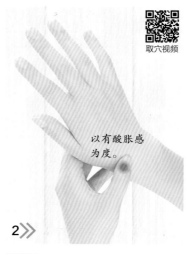

取穴视频

以有酸胀感为度。

2>>

阳溪穴

用拇指指腹点按阳溪穴 1 分钟。

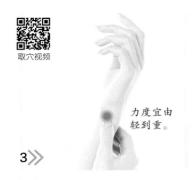

取穴视频

力度宜由
轻到重。

3 ≫

阳谷穴

用拇指指腹点按阳谷穴 1 分钟。

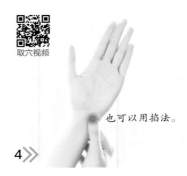

取穴视频

也可以用掐法。

4 ≫

神门穴

用拇指指腹点按神门穴 1 分钟。

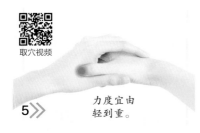

取穴视频

力度宜由
轻到重。

5 ≫

合谷穴

用拇指指端以中等力度点按合谷穴 2~3 分钟，有酸胀感即可。

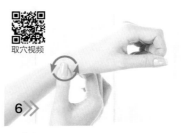

取穴视频

6 ≫

列缺穴

用拇指指腹轻轻按揉列缺穴至微微发热。

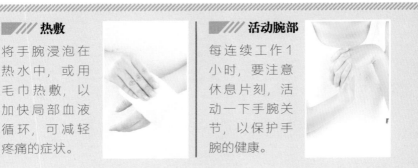

//// **热敷**

将手腕浸泡在热水中，或用毛巾热敷，以加快局部血液循环，可减轻疼痛的症状。

//// **活动腕部**

每连续工作 1 小时，要注意休息片刻，活动一下手腕关节，以保护手腕的健康。

颈椎病

颈椎病的很多症状与其他疾病有相似之处，很容易被误诊，因此要在医院检查，做出准确的判断后，才能做有针对性的处理，从而更好地摆脱颈椎病带来的危害。对于已经患了颈椎病的人，可以按摩以下穴位来缓解。

曲池穴

取穴视频

缓解疲劳、调和气血

操作：用拇指指腹按揉曲池穴 2~3 分钟。

注意：力度轻柔，以有酸胀感为宜。

可两侧交替进行。

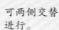

也可用拿法。

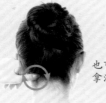

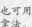

风池穴

取穴视频

疏风解表、活血通络

操作：拇指用力按揉风池穴 2~3 分钟。

注意：力度可稍重，以有酸胀感为宜。

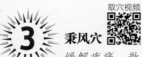

3 秉风穴 取穴视频

缓解疼痛、散风活络

操作：拇指和其余四指相对提拿秉风穴 2 分钟。

注意：可稍用力，以肩背有酸胀感为度。

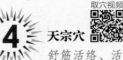

4 天宗穴 取穴视频

舒筋活络、活血止痛

操作：用拇指或食指指腹推按天宗穴 2~3 分钟。

注意：可同时推按两侧穴位，以局部感到酸胀为宜。

也可用按揉法。

可两侧同时进行。

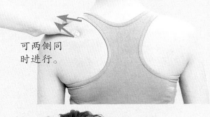

可同时提拿两侧穴位。

5 肩井穴 取穴视频

缓解麻木、疏导水液

操作：拇指和其余四指相对提拿肩井穴 2~3 分钟。

注意：力度可稍重，以局部感到酸胀为佳。

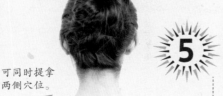

肩周炎

肩周炎即肩关节周围炎的简称，是指肩关节及其周围软组织退行性改变所引起的肌肉、肌腱、滑囊、关节囊等肩关节周围软组织的炎症反应。通过按摩可以有效缓解肩周炎引起的肩部不适。

1 **云门穴** 取穴视频

通利关节

操作：用拇指点按
云门穴 2~3 分钟。

注意：力度宜稍重，
以有酸胀感为宜。

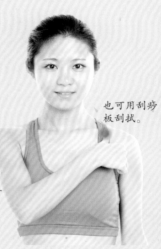

也可用刮痧
板刮拭。

以有酸胀感
为度。

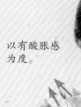

2 **肩井穴** 取穴视频

祛风散寒、温经通络

操作：拇指与食指、中指
相对拿捏肩井穴 1 分钟。

注意：力度宜由轻到重。

3 天宗穴

取穴视频

缓解肩颈僵硬、发紧

操作：用拇指或食指按揉天宗穴2~3分钟。

注意：力度适中，不要过大或过小。

可两侧同时进行。

4 环摇肩部

舒筋活络、通利关节

操作：在肩部施以摇法，约1分钟。

注意：环摇幅度应控制在人体生理活动范围内。

速度不宜过快。

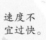

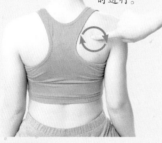

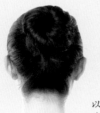

以有酸胀感为度。

5 肩髎穴

取穴视频

缓解肩关节疼痛、麻木

操作：在肩髎穴施以按揉法1分钟。

注意：用力宜均匀和缓，力度逐渐加重。

网球肘

治疗原则

舒筋活血、通络止痛

网球肘是肱骨外上髁炎的俗称，以肘部疼痛为主要症状。由于本病常见于网球运动员，故称网球肘。如果反复地伸展手腕（如网球的反拍击动作），就会导致这组肌肉的肌腱部分劳损，从而导致网球肘出现。按摩有助于缓解肘部疼痛。

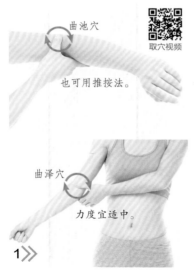

取穴视频

也可用推按法。

力度宜适中。

1 ≫

曲池穴、曲泽穴
用拇指指腹分别按揉曲池穴、曲泽穴2~3分钟。

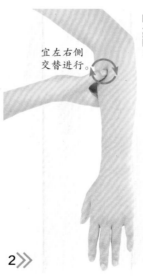

宜左右侧交替进行。

取穴视频

2 ≫

手三里穴
用拇指指腹按揉手三里穴2~3分钟。

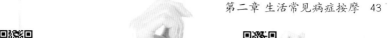

取穴视频

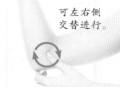

取穴视频

可左右侧
交替进行。

3》

小海穴

用拇指指腹
点按小海穴
1 分钟。

力度宜由
轻到重。

4》

少海穴

用拇指指腹按揉少
海穴 2~3 分钟。

▰/// 食疗小偏方

将仙鹤草、桑枝、
金银花、白芍、片
姜黄、甘草、大枣
一同放入锅内，加
适量的水煎煮，每
天早晚趁热服用。

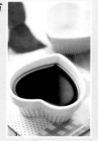

▰/// 左右环臂

取站立位，右臂
伸直，左臂完全
环绕右臂，保持
姿 势 1 分钟。
再换另一侧做
相同的动作。

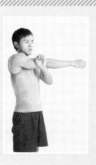

腱鞘炎

腱鞘就是在肌腱外面的双层套管样密闭的滑膜管，是保护肌腱的滑液鞘。若肌腱长期在此过度摩擦，就会发生肌腱和腱鞘的损伤性炎症，引起肿胀，称为腱鞘炎。对症按摩可有效缓解腱鞘炎引起的疼痛。

合谷穴

用拇指指端掐揉合谷穴 2~3 分钟。

取穴视频

注意不要掐破皮肤。

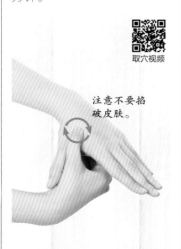

阳谷穴、阳溪穴

用拇指指腹按揉阳谷穴、阳溪穴各 1~3 分钟。

阳谷穴

阳溪穴

按揉力度宜轻柔而均匀。

取穴视频

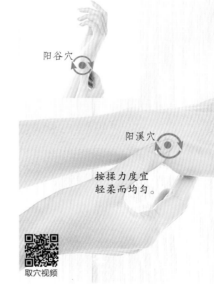

腱鞘炎常发生于拇指、无名指、食指与中指以及手肘部位。患指会出现屈伸功能障碍，清晨醒来时特别明显，活动后能减轻或者消失。晨起后可做一做背腕伸展运动。

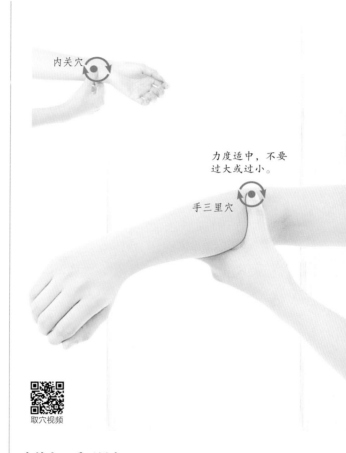

力度适中，不要
过大或过小。

内关穴

手三里穴

取穴视频

内关穴、手三里穴
用拇指指腹按揉内
关穴、手三里穴各
2~3分钟。

腰肌劳损

取穴

■//// 气海穴
■//// 肾俞穴
■//// 大肠俞穴
■//// 委中穴

治疗原则

通经络、强腰膝

　　腰肌劳损是指腰部肌肉及其附着点筋膜或骨膜出现慢性损伤性炎症，主要症状是腰或腰骶部胀痛、酸痛，反复发作，疼痛可随气候变化或劳累程度而变化，如日间劳累时加重，休息后可减轻，时轻时重。平时经常按摩可有效改善腰肌劳损带来的不适。

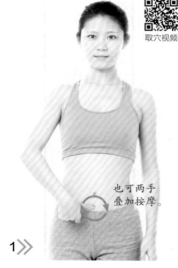

取穴视频

也可两手叠加按摩。

1 ≫

气海穴

用拇指指腹轻轻按揉气海穴1分钟。

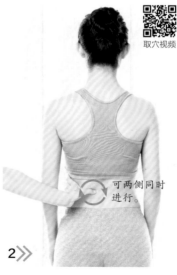

取穴视频

可两侧同时进行。

2 ≫

肾俞穴

用拇指指腹按揉肾俞穴1分钟。

取穴视频

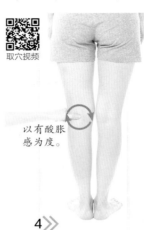

取穴视频

以有酸胀感为度。

3》

大肠俞穴

用拇指指腹按揉大肠俞穴1~3分钟。

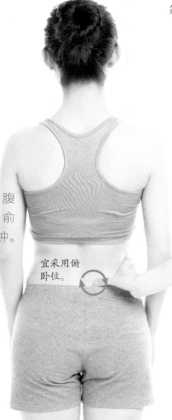

宜采用俯卧位。

4》

委中穴

用拇指指腹按揉委中穴2~3分钟。

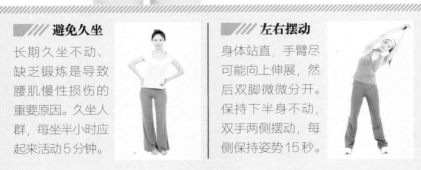

▨/// 避免久坐

长期久坐不动、缺乏锻炼是导致腰肌慢性损伤的重要原因。久坐人群，每坐半小时应起来活动5分钟。

▨/// 左右摆动

身体站直，手臂尽可能向上伸展，然后双脚微微分开。保持下半身不动，双手两侧摆动，每侧保持姿势15秒。

膝关节痛

取穴

▰▱▱▱ 犊鼻穴
▰▱▱▱ 梁丘穴
▱▱▱▱ 内膝眼穴
▰▱▱▱ 阴陵泉穴

治疗原则

舒筋活络

人体过半的体重都是由膝关节内侧支撑的，因此膝关节内侧的半月板非常容易劳损，髌骨软骨在长时间摩擦之后也容易出问题，所以，要特别注意养护膝关节。如果发生了膝关节疼痛，要重视起来，可以用以下按摩方法缓解。

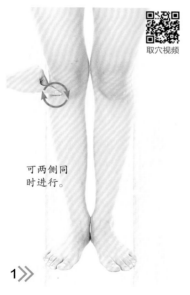

取穴视频

可两侧同时进行。

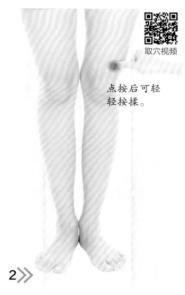

取穴视频

点按后可轻轻按揉。

1》》

犊鼻穴

用拇指指腹轻轻按揉犊鼻穴2~3分钟。

2》》

梁丘穴

用拇指指腹点按梁丘穴1分钟。

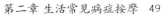

取穴视频

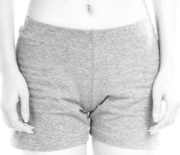

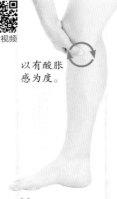

取穴视频

以有酸胀
感为度。

3 》

内膝眼穴

用拇指指腹
轻轻按揉内
膝眼穴 2~3
分钟。

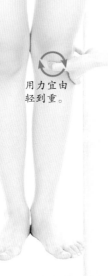

用力宜由
轻到重。

4 》

阴陵泉穴

用拇指指腹按揉阴
陵泉穴 2~3 分钟。

▄▞▞▞ 前倾下压运动

平时可以做一做前倾下压运动，有助于防治
膝关节疼痛。半蹲，先伸出右脚，脚跟着地，
右腿要伸直。双手叠加按压在左腿膝盖上，
保持身体平衡。身体用力向下倾，保持姿势
15 秒。再换腿进行同样的动作。

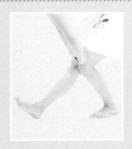

≫日常保健按摩，改善亚健康

取穴

▰▱▱▱ 印堂穴
▰▱▱▱ 太阳穴
▰▱▱▱ 百会穴
▰▱▱▱ 风府穴
▰▱▱▱ 风池穴

治疗原则
提神醒脑

头部保健

不少人都出现过头痛、头晕等诸多头部不适症状，尤其是中老年人和经常用脑的年轻人。对于这种情况，按摩是非常好的调理方法。

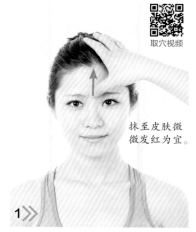

取穴视频

抹至皮肤微微发红为宜。

1 ≫

印堂穴
用拇指指腹按于印堂穴，自下而上推抹约1分钟。

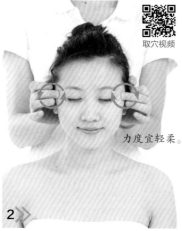

取穴视频

力度宜轻柔。

2 ≫

太阳穴
用双手中指指腹按揉两侧太阳穴，持续2~3分钟。

取穴视频

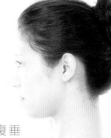
按后可轻轻按揉。

3 >>

百会穴
用拇指指腹垂
直按压百会穴
1~2 分钟。

取穴视频

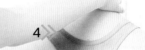
也可用推法。

4

风府穴
用拇指指腹点按风
府穴 1 分钟。

取穴视频

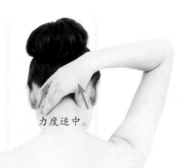
力度适中。

5 >>

风池穴
拇指、中指指腹相
对用力提拿双侧风
池穴 1 分钟。

▰/// 假梳头

用手代替梳子
梳头，将两手
十指弯曲呈爪
状，指端轻触
头皮，沿头顶
推梳至后枕部。

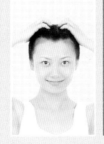

▰/// 刮头部

手持刮痧板，
用面刮法从额
头向后枕部轻
轻刮拭，每次 3
分钟。

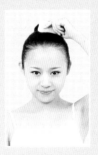

颈部保健

取穴
- //// 大椎穴
- //// 颈百劳穴
- //// 大杼穴

治疗原则
疏通颈部气血

颈部按摩可以疏通经络、运行气血，预防颈椎病或促进颈椎病患者康复。

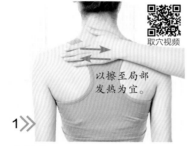

以擦至局部
发热为宜。

取穴视频

1》

大椎穴
将手掌放于大椎穴处，来回搓擦 30~50 次。

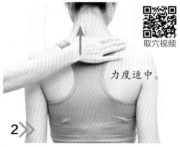

力度适中。

取穴视频

2》

颈百劳穴
用拇指指腹自下而上推抹颈百劳穴 2~3 分钟，两侧交替进行。

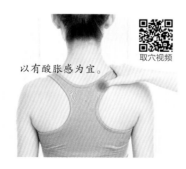

以有酸胀感为宜。

取穴视频

3》

大杼穴
用拇指指腹点按大杼穴，每次 2~3 分钟。

肩部保健

取穴

- 肩髃穴
- 肩贞穴
- 肩井穴
- 天宗穴

治疗原则

疏通肩部气血

上肢的运动依靠肩部带动，如果肩部发生病变，上肢就会失去运动的灵活性，给生活、工作带来许多不便。人的上肢运动有很多，所以肩部很容易劳损。因此，平时就应注意肩部保健。

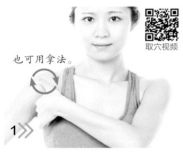

也可用拿法。

取穴视频

1

肩髃穴

用拇指指腹按揉肩髃穴 2~3 分钟。

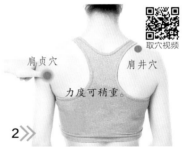

肩贞穴　　肩井穴

力度可稍重。

取穴视频

2

肩贞穴、肩井穴

用拇指指腹点按肩贞穴、肩井穴各 1~2 分钟。

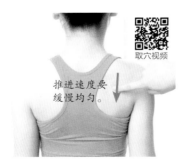

推进速度要缓慢均匀。

取穴视频

3

天宗穴

用食指指腹从上向下推按天宗穴 2~3 分钟。

腰部保健

　　人体上下肢的协调运动是通过腰部来联系的，人体的部分负重也由腰部来承担。正因为这样，腰部特别容易受外伤，以致腰部疼痛。不小心扭了腰的情况时有发生，所以，注重腰部的日常保健非常重要。

肾俞穴 取穴视频

补肾强腰

操作：用手掌搓擦肾俞穴 2~3 分钟。

注意：来回擦至局部皮肤发热为宜。

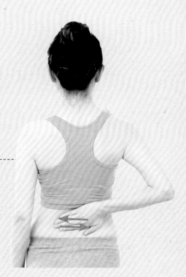

也可取俯卧位，请家人帮助搓擦。

取穴视频

大肠俞穴

缓解腰痛

操作：用拇指指腹按揉大肠俞穴 1~3 分钟。

注意：力度适中，可同时按揉两侧穴位。

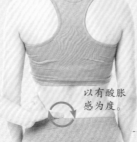

以有酸胀感为度。

3 腰眼穴

取穴视频

行气活血

操作：两手握拳，轻轻叩打腰眼穴处，每次持续做2~3分钟。

注意：不可用蛮力叩打，也可以用拇指按揉。

4 委中穴

取穴视频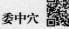

祛风活血

操作：用拇指指腹按揉委中穴2~3分钟。

注意：可微用力，以有酸、麻感觉为佳。

可取坐位自我按摩。

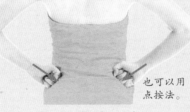

也可以用点按法。

5 抖下肢

活血通络

操作：双手握住受术者的脚腕，微用力做连续小幅度的快速抖动，持续1~2分钟。

注意：抖动速度先由慢到快，再由快到慢。

不可突施暴力。

取穴

▰▱▱▱ 涌泉穴
▰▰▱▱ 太溪穴
▰▰▰▱ 丘墟穴

治疗原则

活血通络

足部保健

足部有一个特点就是小关节多，并且直接接触地面，很容易受外伤，也很容易发生磨损。从现在起就做好足部的养生保健吧！

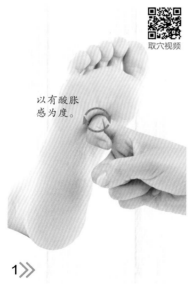

取穴视频

以有酸胀感为度。

1 ≫

涌泉穴

用食指关节点揉涌泉穴 2~3 分钟。

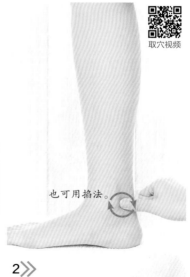

取穴视频

也可用掐法。

2 ≫

太溪穴

用拇指指腹按揉太溪穴 2~3 分钟。

取穴视频

不可用蛮力。

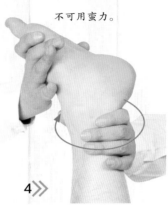

3>>

丘墟穴

用拇指与食指、中指相对拿捏丘墟穴2~3分钟，再用拇指指腹轻揉1分钟。

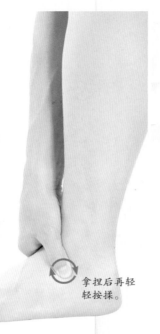

拿捏后再轻轻按揉。

4>>

环摇踝关节

一只手握住脚踝，另一只手握住脚背，环摇踝关节2~3分钟。

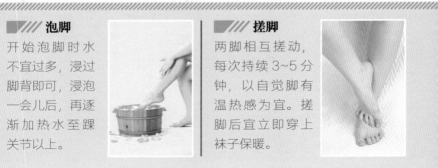

▨///泡脚

开始泡脚时水不宜过多，浸过脚背即可，浸泡一会儿后，再逐渐加热水至踝关节以上。

▨/// 搓脚

两脚相互搓动，每次持续3~5分钟，以自觉脚有温热感为宜。搓脚后宜立即穿上袜子保暖。

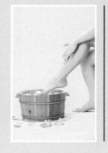

保养心脏

取穴

内关穴
膻中穴
心俞穴
膈俞穴

治疗原则
宽胸理气

《黄帝内经》中把人的五脏六腑命名为十二官，而心为"君主之官"，主不明，则十二官危。警惕心脏疾病的发生，并积极预防，对全身各部位的健康都有益处。

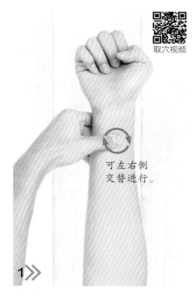

取穴视频

可左右侧交替进行。

1》

内关穴
用拇指指腹按揉内关穴2~3分钟。

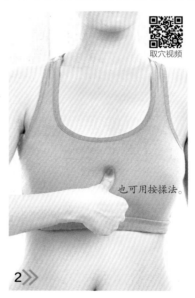

取穴视频

也可用按揉法。

2》

膻中穴
用拇指指腹点按膻中穴2~3分钟。

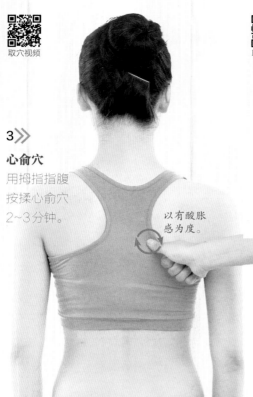

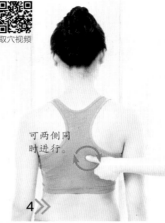

取穴视频

取穴视频

3》

心俞穴

用拇指指腹
按揉心俞穴
2~3分钟。

以有酸胀
感为度。

可两侧同
时进行。

4》

膈俞穴

用拇指指腹按揉膈
俞穴3~5分钟。

▰▨/// **睡眠充足**

每晚睡眠时间不
宜少于7小时，
以免因缺觉导致
心脏功能减弱，
从而增加患心血
管疾病的风险。

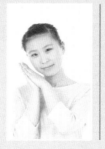

▰▨/// **戒烟**

吸烟不仅伤肺，
也会让心脏变得
脆弱，易导致动
脉硬化，增加患
心脏病的风险。

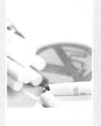

保养肝脏

取穴
- 肝俞穴
- 大敦穴

治疗原则
化郁养肝

　　肝脏具有维持全身气机疏通畅达，使机体通而不滞、散而不郁的作用。如果肝失疏泄，人的气机就变得不畅；肝气郁结，就易出现胸闷、乳房疼痛等症状。因此，日常应重视肝脏的保养。

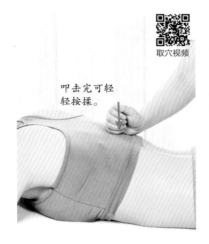

取穴视频

叩击完可轻轻按揉。

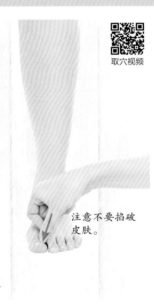

取穴视频

注意不要掐破皮肤。

肝俞穴

操作者在患者背部施侧击法，重点刺激肝俞穴，每次 3~5 分钟。

2

大敦穴

用拇指指端掐按大敦穴 2~3 分钟。

保养肺脏

肺居胸中，在脏腑中位置最高，古人称之为"华盖"，其上连气管，以喉为门户，开窍于鼻，为气体出入的通道。肺功能若是出现异常，人体就会出现哮喘、咳嗽、感冒等一系列病症。所以平时一定要注意肺脏的保养。

取穴

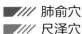
////　肺俞穴
////　尺泽穴
////　鱼际穴

治疗原则
清肺润肺

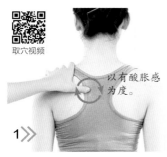

取穴视频

以有酸胀感为度。

1≫

肺俞穴
用拇指指腹按揉肺俞穴2~3分钟。

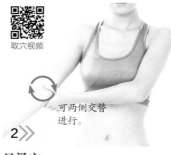

取穴视频

可两侧交替进行。

2≫

尺泽穴
用拇指指腹按揉尺泽穴2~3分钟。

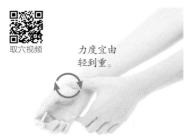

取穴视频

力度宜由轻到重。

3≫

鱼际穴
用拇指指端按揉鱼际穴2~3分钟。

健脾养胃

中医认为，脾胃是后天之本，是气血生化之源。如果饮食过量或者吃了不易消化的食物，容易加重胃肠的负担，影响正常的消化功能。饭后做一些按摩，有益于胃肠道的正常运转，帮助消化。

中脘穴

患者仰卧，操作者用手掌按揉中脘穴，力度适中，按顺时针方向按揉，持续 3 分钟。

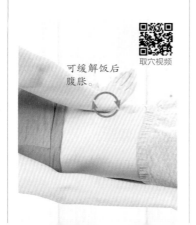

可缓解饭后腹胀。

取穴视频

脾俞穴、胃俞穴、大肠俞穴

患者站立或俯卧，操作者用食指指腹按揉患者脾俞穴、胃俞穴、大肠俞穴各 1~3 分钟。

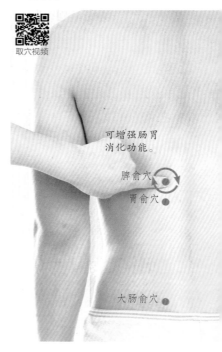

取穴视频

可增强肠胃消化功能。

脾俞穴
胃俞穴

大肠俞穴

脾俞穴是脾脏散热除湿之要穴。胃俞穴是健脾和胃的要穴。常按摩这两个穴位，可理气健脾、补中益胃。

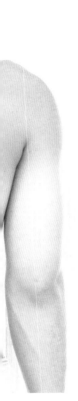

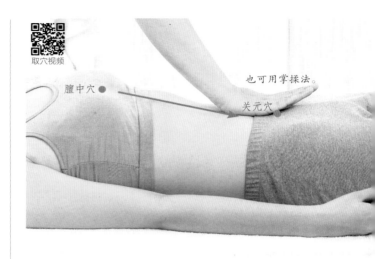

取穴视频

膻中穴●

也可用掌揉法。

关元穴

膻中穴到关元穴

患者仰卧，操作者用掌根置于膻中穴，自上而下，稍用力推至关元穴处，反复操作 3~6 次。

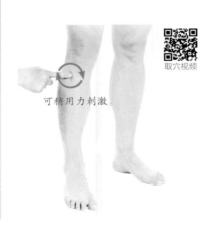

取穴视频

可稍用力刺激。

足三里穴

用食指指腹刺激该穴位 3~5 分钟，按、压、揉、搓皆可，以有酸胀感为宜。

调理肠道

　　现代人普遍存在肠道亚健康的问题，肠道疾病的发作让人深感不适。所以，在日常生活中做好肠道保健显得尤为重要。

取穴视频

大肠俞穴

促进肠道蠕动

操作：用掌根或拇指指腹按揉大肠俞穴 2~3 分钟。

注意：可同时按揉两侧穴位。

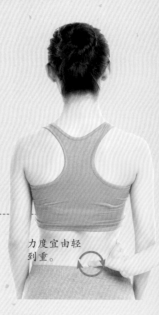

力度宜由轻到重。

取穴视频

小肠俞穴

通调二便

操作：用掌根或拇指指腹按揉小肠俞穴 2~3 分钟。

注意：大肠俞穴、小肠俞穴相距较近，实际操作时可同时按揉。

以有酸胀感为度。

3 **章门穴**
取穴视频

清利湿热

操作：将拇指指腹置于章门穴上点按1分钟。

注意：力度宜轻柔，也可以用按揉法。

可两侧同时进行。

4 **上巨虚穴**
取穴视频

缓解肠鸣、泄泻

操作：用拇指指腹按揉上巨虚穴2~3分钟。

注意：力度适中，按摩太轻效果不明显。

以有酸胀感为度。

可稍用力按揉或按压。

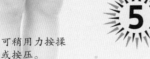

5 **丰隆穴**
取穴视频

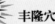

沉降胃浊

操作：用拇指指腹按揉丰隆穴2~3分钟。

注意：可稍用力按揉。

保养肾脏

肾是人体的重要器官，对肾脏的保养尤为重要，平常生活中要注意保养肾脏，滋养肾精、肾气，不让它们过早地耗竭。

肾俞穴、命门穴

用手掌搓擦肾俞穴、命门穴各 2~3 分钟，以有温热感为度。

取穴视频

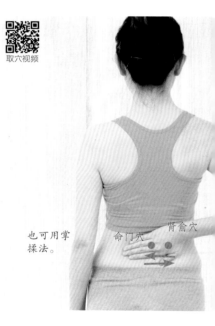

也可用掌揉法。

命门穴　肾俞穴

肾俞穴、涌泉穴都是补肾要穴，对肾虚有很好的补益作用。太溪穴、三阴交穴有滋补肾阴的作用。关元穴、命门穴有滋补肾阳的作用。

关元穴

用拇指指腹着力于关元穴，按揉 1 分钟。

取穴视频

以有酸胀感为度。

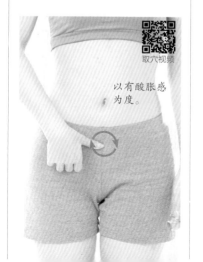

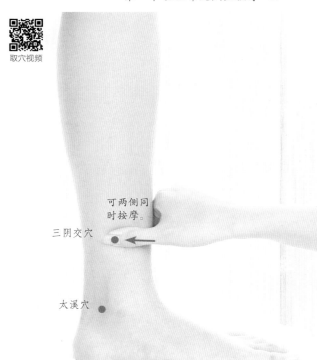

取穴视频

三阴交穴

太溪穴

可两侧同时按摩。

三阴交穴、太溪穴、涌泉穴

用拇指指腹推按三阴交穴、太溪穴各2~3分钟，再用食指关节点揉涌泉穴2~3分钟。

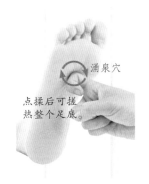

涌泉穴

点揉后可搓热整个足底。

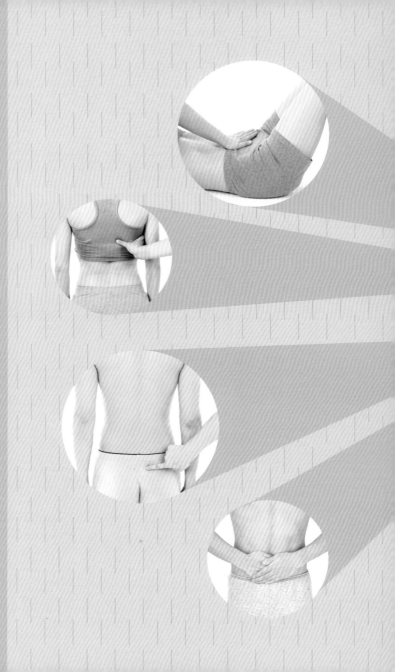

第三章
常见妇科、男科病症
保健按摩

现代生活节奏较快，使得很多人处于亚健康状态，一些人患上了男科、妇科疾病。这些疾病给人带来种种不适，也对工作和生活造成了不利影响。学会本章介绍的按摩手法，有助于解决这些问题。

痛经

痛经是常见的妇科疾病之一，指行经前后或月经期间出现下腹部疼痛、坠胀，伴有腰酸或其他不适的一种病症。痛经分为原发性和继发性两类，原发性痛经指生殖器官无器质性病变的痛经；继发性痛经指由盆腔器质性疾病，如子宫内膜异位症、子宫腺肌病等引起的痛经。中医推拿疗法可有效缓解痛经。

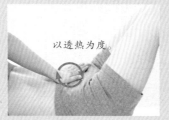

以透热为度。

1 按摩小腹

用掌摩法按顺时针方向在小腹部操作，时间约 5 分钟。

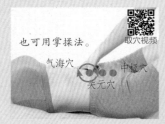

也可用掌揉法。

气海穴　中极穴　关元穴

取穴视频

2 气海穴、关元穴、中极穴

用拇指指腹按揉气海穴、关元穴、中极穴，每穴 3~5 分钟。

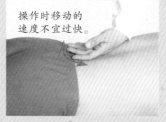

操作时移动的速度不宜过快。

3 揉腰骶

用擦法在脊柱两侧及腰骶部操作，时间约 5 分钟。

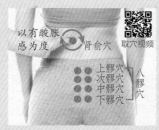

以有酸胀感为度。　肾俞穴

上髎穴　次髎穴　中髎穴　下髎穴　八髎穴

取穴视频

4 肾俞穴、八髎穴

用拇指指腹按揉肾俞穴、八髎穴；再在腰骶部及八髎穴用擦法操作。

月经不调

月经不调是指月经在周期、量、色、质上的改变而发生的病理变化，包括月经先期、后期、先后无定期，月经量过多、过少等。中医认为，月经不调多与脏腑功能失调、气血失调、冲任不固有关，通过按摩可以缓解月经不调。

1 气海穴、关元穴、中极穴
用拇指指腹按揉气海穴、关元穴、中极穴，每穴1~3分钟。

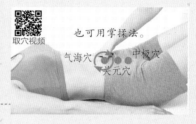

也可用掌揉法。
取穴视频
气海穴　中极穴
关元穴

2 肝俞穴、脾俞穴、肾俞穴
用拇指按揉肝俞穴、脾俞穴、肾俞穴，每穴1~3分钟，以有酸胀感为度。

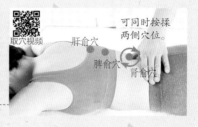

可同时按揉两侧穴位。
取穴视频
肝俞穴
脾俞穴
肾俞穴

3 三阴交穴、太冲穴、太溪穴
用拇指按揉三阴交穴、太冲穴、太溪穴，每穴1~3分钟，以有酸胀感为度。

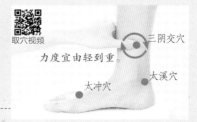

取穴视频
三阴交穴
力度宜由轻到重
太溪穴
太冲穴

乳腺增生

乳腺增生是指乳腺上皮和纤维组织增生，乳腺组织导管和乳小叶在结构上的退行性病变及进行性结缔组织的生长，其发病原因主要是内分泌失调。中医按摩可以起到行气解郁、疏通局部气血的作用，能够缓解乳腺增生的症状。

取穴

▰▱▱▱ 肝俞穴
▰▱▱▱ 脾俞穴
▰▱▱▱ 肩井穴
▰▱▱▱ 合谷穴

治疗原则

解郁通络

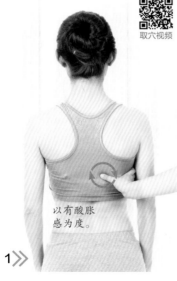

取穴视频

以有酸胀感为度。

1 ≫

肝俞穴

用拇指指腹按揉肝俞穴 2~3 分钟。

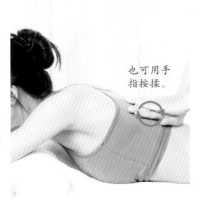

取穴视频

也可用手指按揉。

2 ≫

脾俞穴

两掌叠加，按揉脾俞穴 2~3 分钟。

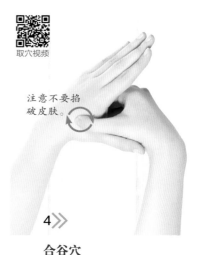

取穴视频

注意不要掐
破皮肤。

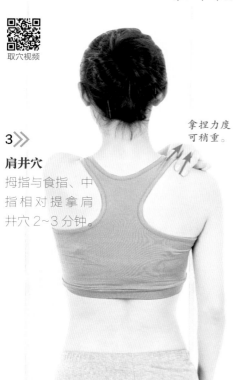

取穴视频

拿捏力度
可稍重。

3》

肩井穴

拇指与食指、中指相对提拿肩井穴2~3分钟。

4》

合谷穴

用拇指指端掐揉合谷穴2~3分钟。

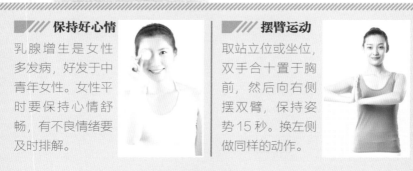

//// 保持好心情

乳腺增生是女性多发病，好发于中青年女性。女性平时要保持心情舒畅，有不良情绪要及时排解。

//// 摆臂运动

取站立位或坐位，双手合十置于胸前，然后向右侧摆双臂，保持姿势15秒。换左侧做同样的动作。

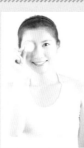

更年期综合征

中医认为，肾主生殖。女性进入更年期后，肾气渐渐衰退，月经量渐渐减少进而绝经，生殖功能逐渐下降。如果更年期女性身体原本就阴虚或阳虚，失眠、出虚汗、心悸等症状会更加明显，通过中医按摩可以有效缓解这些症状。

取穴视频

1 肝俞穴

平肝清热

操作：用拇指指腹按揉肝俞穴 2~3 分钟。

注意：力度适中，可两侧同时进行。

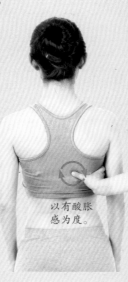

以有酸胀感为度。

取穴视频

2 三阴交穴

健脾祛湿

操作：用拇指指腹推按三阴交穴 2~3 分钟。

注意：推进的速度宜缓慢均匀。

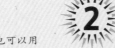

也可以用按揉法。

3

取穴视频

太溪穴

滋阴益肾

操作：用拇指指腹按揉太溪穴 2~3 分钟。

注意：力度适中，以有酸、麻、胀的感觉为佳。

也可以用掐法。

4

取穴视频

太冲穴

疏肝养血

操作：用拇指指端按压太冲穴 1 分钟。

注意：按压的方向要垂直向下。

力度不宜过重。

5

取穴视频

神门穴

养心安神

操作：用拇指指腹推按神门穴 2~3 分钟。

注意：着力部位要紧贴皮肤。

以有酸胀感为度。

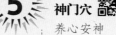
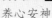

前列腺炎

前列腺炎一般表现为尿频、尿急、尿痛、性欲减退、阳痿、早泄，还可伴有头晕、头痛、失眠、多梦、乏力等症状，是常见的男科疾病之一。中医认为，其发病原因跟下焦的湿、热、寒有密切的关系。通过中医按摩，可有效祛湿、清热、散寒，帮助改善前列腺炎的相关症状。

1 命门穴

取穴视频

温补肾阳

操作：用拇指指腹按揉命门穴 2~3 分钟。

注意：力度适中，以有酸胀感为宜。

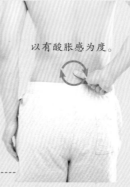

以有酸胀感为度。

2 关元穴

取穴视频

益肾兴阳

操作：用拇指指腹按揉关元穴 2~3 分钟。

注意：也可用手掌心轻轻按揉。

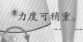

力度可稍重。

3 **中极穴**

取穴视频

导赤通淋

操作：用食指指腹按揉中极穴 2~3 分钟。

注意：力度宜适中。

4 **足三里穴**

取穴视频

补益气血

操作：用拇指指腹按揉足三里穴 2~3 分钟。

注意：力度可稍重，并按揉周围的肌肤。

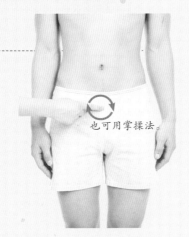

也可用掌揉法。

可两侧同时进行。

宜长期坚持。

5 **涌泉穴**

取穴视频

益肾助阳

操作：用食指关节点揉涌泉穴 2~3 分钟。

注意：可力度稍重，以有酸胀感为宜。

遗精

遗精就是指男子在没有性交或手淫情况下的射精。男子在青春期出现遗精属正常现象，但次数过多则是病理现象，常与神经衰弱、生殖系统有炎症有关。对症按摩可以缓解遗精。

神阙穴

先用掌根揉神阙穴，以脐下有温热感为度；再用掌摩法摩小腹部，约5分钟；然后用擦法横擦腰骶部，以透热为度。

取穴视频

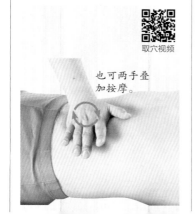

也可两手叠加按摩。

内关穴、神门穴

用拇指指腹点按上肢内关穴、神门穴各1分钟。

取穴视频

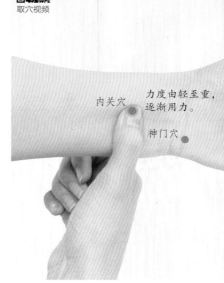

内关穴

力度由轻至重，逐渐用力。

神门穴

轻度遗精者，在思想上不要背包袱，平时多运动，坚持有规律的生活，很多人是可以自愈的。若病情严重，则应及时就医。

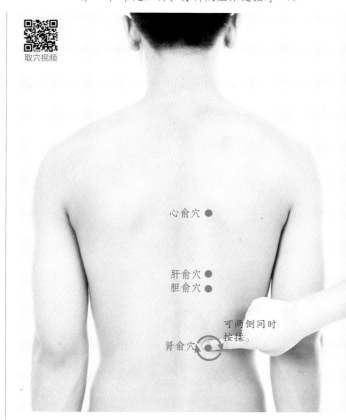

取穴视频

心俞穴●

肝俞穴●
胆俞穴●

可两侧同时
按揉。

肾俞穴

心俞穴、肝俞穴、胆俞穴、肾俞穴
用拇指或食指指腹分别按揉心俞穴、
肝俞穴、胆俞穴、肾俞穴各 2~3 分钟。

取穴

▰//// 命门穴
▰//// 肾俞穴
▰//// 腰阳关穴
▰//// 关元穴
▰//// 三阴交穴

治疗原则
益肾固精

阳痿

　　阳痿是指男性阴茎不能勃起进行性交，或阴茎虽能勃起，但不能维持足够的硬度完成性交，或性交过程中出现早射精的现象。通过穴位按摩，可有效改善阳痿症状。

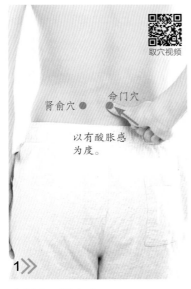

命门穴、肾俞穴
用拇指指腹按压命门穴、肾俞穴各1分钟。

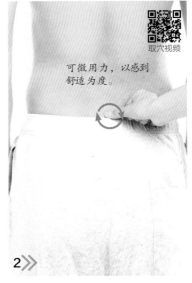

腰阳关穴
用拇指指腹按揉腰阳关穴2~3分钟。

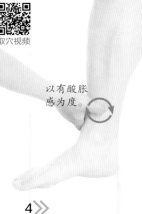

取穴视频

以有酸胀
感为度。

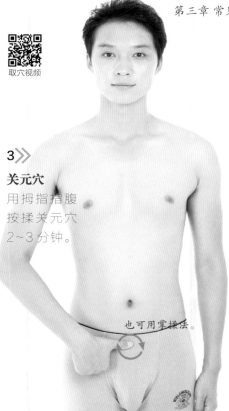

取穴视频

3》

关元穴

用拇指指腹
按揉关元穴
2~3分钟。

也可用掌揉法。

4》

三阴交穴

用拇指指腹按揉三
阴交穴2~3分钟。

▰///**克服心理
障碍**

一部分阳痿患者
是由于精神和心
理因素引起的，在
日常生活中要注意
多放松身心，减
少心理负担。

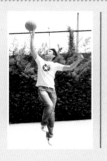

▰///**饮食调理**

日常饮食搭配
要均衡，可适量
食用有助于温
肾固精的食物，
如韭菜、虾等。

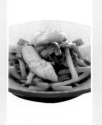

早泄

取穴
▰▱▱▱ 神阙穴
▰▱▱▱ 气海穴
▰▱▱▱ 志室穴
▰▱▱▱ 中极穴

治疗原则
温阳补虚

早泄是指男性行房事时过早射精而影响正常性生活的一种病症，是男子性功能障碍的常见病症，多与遗精、阳痿相伴出现。早泄多是由精神因素引起的，工作和生活压力过大、焦虑、失眠等，均可成为早泄的诱因。对此可通过按摩缓解。

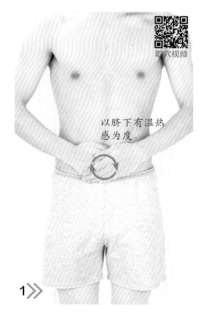

取穴视频

以脐下有温热感为度。

1 ≫

神阙穴

用手掌按揉神阙穴2~3分钟。

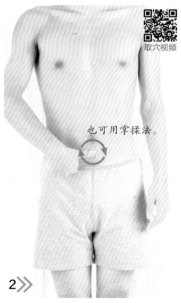

取穴视频

也可用掌揉法。

2 ≫

气海穴

用拇指指腹按揉气海穴2~3分钟。

取穴视频

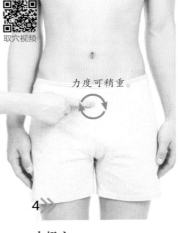

力度可稍重。

3 》

志室穴

用拇指指腹按压志室穴 2~3 分钟。

可两侧同时进行按压。

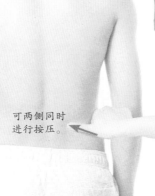

4

中极穴

用食指指腹按揉中极穴 2~3 分钟。

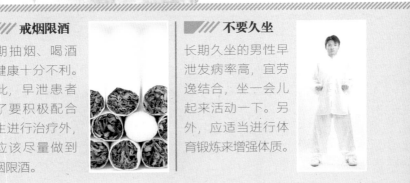

■///戒烟限酒

长期抽烟、喝酒对健康十分不利。因此，早泄患者除了要积极配合医生进行治疗外，还应该尽量做到戒烟限酒。

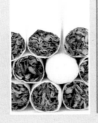

■///不要久坐

长期久坐的男性早泄发病率高，宜劳逸结合，坐一会儿起来活动一下。另外，应适当进行体育锻炼来增强体质。

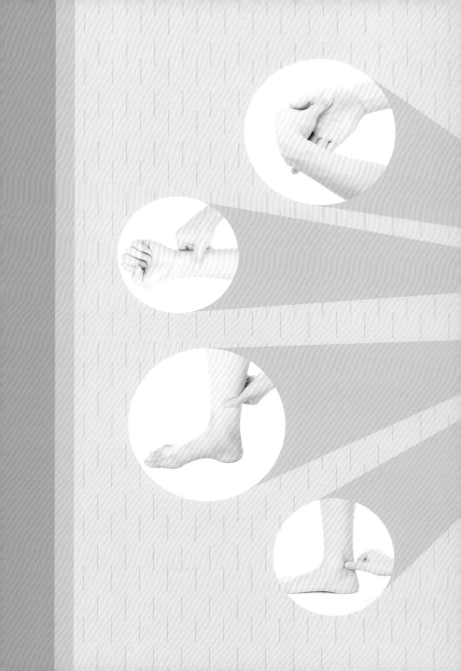

第四章
中老年慢性病症按摩

随着年龄的增长，不少人的身体开始走下坡路，血压高、血糖高、血脂高等病症开始出现。本章针对中老年人的一些常见病，给出了相应的日常按摩方，若长期坚持，可以有效缓解不适。

血压高

当人体收缩压大于等于140mmHg 或舒张压大于等于90mmHg 时，通常认定为血压高。血压高除严格遵医嘱用药物治疗外，还可在医生指导下用按摩疗法进行调理。

1 百会穴

用拇指或食指指腹按揉百会穴，顺时针方向和逆时针方向各揉 2~3 分钟。

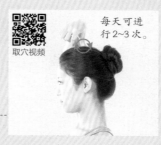

每天可进行 2~3 次。

取穴视频

2 印堂穴、睛明穴

用推法从印堂穴直线向上推到发际，往返 4~5 遍；再从印堂穴到睛明穴，绕眼眶一周，两侧交替进行，每侧推 3~4 次，时间约 5 分钟。

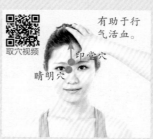

有助于行气活血。

取穴视频

印堂穴

睛明穴

3 风池穴

用拇指指腹按揉风池穴 1~2 分钟。

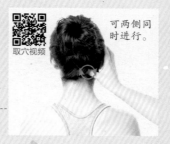

可两侧同时进行。

取穴视频

4 大椎穴

在头顶部用五指拿法，至颈项部改用三指拿法，沿颈椎两侧拿至大椎穴两侧，重复3~4次。

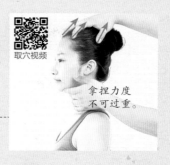

取穴视频

拿捏力度
不可过重。

5 厥阴俞穴、心俞穴、肝俞穴、胆俞穴、肾俞穴

用㨰法在患者背部膀胱经操作，重点操作厥阴俞穴、心俞穴、肝俞穴、胆俞穴、肾俞穴等穴位，时间约5分钟。

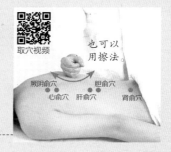

取穴视频

也可以
用擦法。

厥阴俞穴　　　胆俞穴
　　心俞穴　肝俞穴　　肾俞穴

6 捏脊

自下而上捏脊，操作3~4遍；再自上而下掌推背部督脉，操作3~4遍。

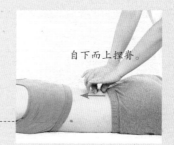

自下而上捏脊。

血糖高

取穴
- ▰//// 肝俞穴
- ▰//// 劳宫穴
- ▰//// 血海穴
- ▰//// 地机穴
- ▰//// 太溪穴

治疗原则
调节内分泌

糖尿病在中医上称为"消渴症"，典型症状为"三多一少"，即多饮、多食、多尿、体重减少。肝俞穴、劳宫穴、血海穴、地机穴、太溪穴都是缓解血糖高的常用穴，诸穴相配有助于调节血糖。

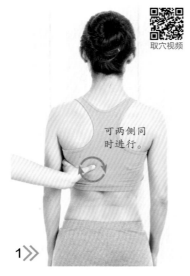

取穴视频

可两侧同时进行。

1》

肝俞穴

用拇指指腹稍用力按揉肝俞穴2~3分钟。

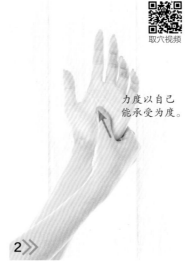

取穴视频

力度以自己能承受为度。

2》

劳宫穴

用拇指指端掐按劳宫穴1分钟。

取穴视频

以有酸胀感为度。

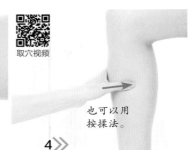
取穴视频

也可以用
按揉法。

3 >>

血海穴

用拇指指腹按揉血
海穴 2~3 分钟。

4 >>

地机穴

用拇指指腹推按地
机穴 1 分钟。

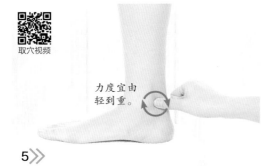
取穴视频

力度宜由
轻到重。

太溪穴

用拇指指腹按揉太
溪穴 2~3 分钟。

5 >>

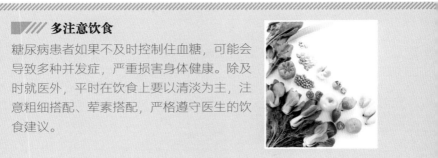

■ //// 多注意饮食

糖尿病患者如果不及时控制住血糖，可能会
导致多种并发症，严重损害身体健康。除及
时就医外，平时在饮食上要以清淡为主，注
意粗细搭配、荤素搭配，严格遵守医生的饮
食建议。

血脂高

血脂是血浆或血清中脂类的总称，主要成分为胆固醇、甘油三酯、磷脂、游离脂肪酸等。人体脂肪代谢不正常，血中脂类含量超过正常值一般称为血脂高。中医将其归入胸痹、痰湿等范畴。通过按摩可以宽胸理气、除痰祛湿，降低血脂。

取穴视频

脾俞穴

调理气血

操作：用拇指指腹按揉脾俞穴 2~3 分钟。

注意：可两侧同时进行按揉。

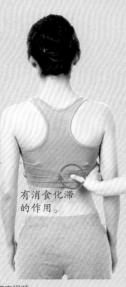

有消食化滞的作用。

按摩力度以能承受为度。

取穴视频

胃俞穴

和胃调中

操作：用拇指指腹按揉胃俞穴 2~3 分钟。

注意：用力宜均匀和缓，逐渐加重。

3 气海穴

取穴视频

益肾固精

操作：用拇指指腹按揉气海穴 2~3 分钟。

注意：如果耐受，也可用掌揉法。

4 丰隆穴

取穴视频

祛湿化痰

操作：用拇指指腹按揉丰隆穴 2~3 分钟。

注意：按揉时以有酸胀感为宜。

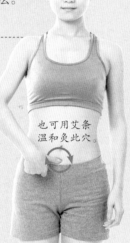

也可用艾条温和灸此穴。

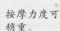

按摩力度可稍重。

5 三阴交穴

取穴视频

益血活血

操作：用拇指指腹推按三阴交穴 3~5 分钟。

注意：推进的速度宜缓慢均匀。

指腹要紧贴体表。

冠心病

冠心病是冠状动脉粥样硬化性心脏病的简称，属中医胸痹的范畴。人到中年之后，体质逐渐下降，五脏渐衰，加上身体阳气不足或受寒暑等邪气侵袭，都可能引发冠心病。通过按摩可以改善心肌供血不足，缓解心痛等症状。值得注意的是，按摩只能缓解不适，必要时应及时就医。

内关穴、神门穴

用拇指指腹按揉内关穴、神门穴各 2~3 分钟。

取穴视频

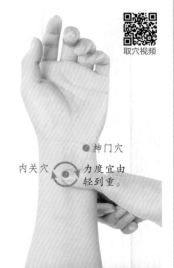

● 神门穴

内关穴 力度宜由轻到重。

膻中穴、大包穴

用拇指指腹按揉膻中穴 1 分钟，然后手握空拳叩击大包穴 2~3 分钟。

取穴视频

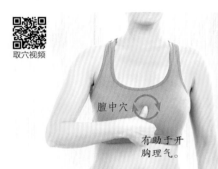

膻中穴

有助于开胸理气。

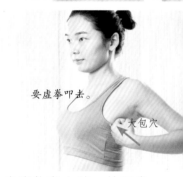

要虚拳叩击。

大包穴

冠心病病位在心脏，并可牵连肺、脾、肝、肾诸脏腑。在日常生活中，保健心脏很重要。平时要控制高脂肪类和高胆固醇类食物的摄入，适度运动，戒烟限酒。

取穴视频

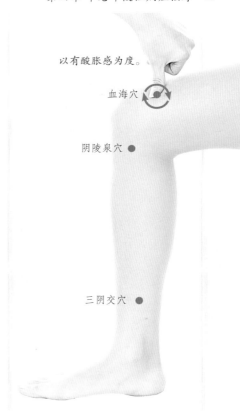

以有酸胀感为度。

血海穴

阴陵泉穴 ●

三阴交穴 ●

血海穴、阴陵泉穴、三阴交穴

用拇指指腹按揉血海穴、阴陵泉穴、
三阴交穴各 2~3 分钟。

中风

中风在临床上分为中经络和中脏腑两大类：中经络一般无神志变化，病症轻；中脏腑常表现为神志不清，病情重。中风发生以后有的会产生后遗症，如肢体偏瘫、口角歪斜等。对中风后遗症的治疗除了严格遵医嘱用药外，按摩也是一个非常好的辅助手段。

取穴视频

1 风池穴

舒筋通络、活血止痛

操作：用拇指指腹按揉风池穴 3~5 分钟。

注意：力度稍重，以有酸胀感为宜。

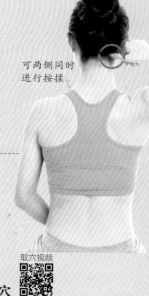

可两侧同时进行按揉。

也可用按揉法。

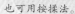

取穴视频

2 大椎穴

通阳解表、醒脑安神

操作：用拇指指腹推按大椎穴 2~3 分钟。

注意：推进的速度宜缓慢均匀。

取穴视频

3 内关穴

宁心安神、宽胸理气

操作：用拇指指腹按揉内关穴 2~3 分钟。

注意：力度适中，不可过轻或过重。

取穴视频

4 三阴交穴

调补肝肾、益气养血

操作：用拇指指腹按揉三阴交穴 2~3 分钟。

注意：可经常按摩此穴进行日常保健。

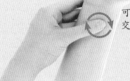

可左右手交替按摩。

以有酸胀感为度。

可取坐位自我按摩。

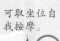

取穴视频

5 委中穴

散瘀活血

操作：用拇指指腹按揉委中穴 2~3 分钟。

注意：力度适中，以有酸、麻、胀的感觉为宜。

耳鸣

取穴

- ▰//// 听宫穴
- ▰//// 听会穴
- ▰//// 风池穴
- ▰//// 太溪穴

治疗原则

聪耳开窍

有些人常感到耳朵里有一些特殊的声音，如"嗡嗡"声等，但周围却找不到相应的声源，这种情况通常就是耳鸣。耳鸣会使人心烦意乱、坐卧不安，严重者可影响正常的生活和工作。患者除了在医生的指导下用药物治疗外，也可以通过按摩缓解耳鸣。

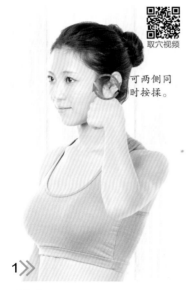

取穴视频

可两侧同时按揉。

1 ▶▶

听宫穴

用拇指指腹按揉听宫穴 2~3 分钟。

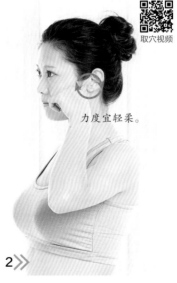

取穴视频

力度宜轻柔。

2 ▶▶

听会穴

用拇指指腹按揉听会穴 2~3 分钟。

取穴视频

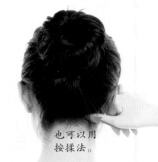

也可以用按揉法。

3》

风池穴

用拇指指腹推按风池穴2~3分钟。

取穴视频

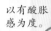

以有酸胀感为度。

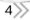

4》

太溪穴

用拇指指腹按揉太溪穴1分钟。

▧/// 捂耳

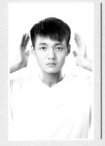

用搓热的两手掌心分别捂住两耳，然后两掌突然松开。一捂一松为1次，重复20次。

▧/// 提耳

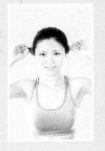

两手分别轻轻提起左右耳尖，再松开。一提一松为1次，重复20次。

慢性支气管炎

慢性支气管炎是由支气管慢性炎症造成反复咳嗽、咳痰等一系列症状的疾病。排除其他疾病后，患者反复咳嗽、咳痰每年累计 3 个月，持续 2 年以上的，一般可诊断为慢性支气管炎。可以通过按摩的方法，达到宣肺止咳、理气化痰的目的。

中府穴

将拇指指腹放在中府穴上，按揉 1~2 分钟。

取穴视频

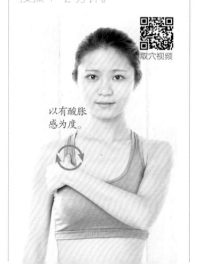

以有酸胀感为度。

大椎穴、定喘穴、风门穴

用拇指指腹在大椎穴、定喘穴、风门穴处分别按揉 3~5 分钟。

取穴视频

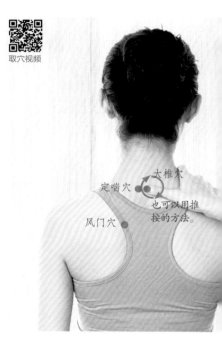

定喘穴
大椎穴
也可以用推按的方法。
风门穴

气温骤降、免疫功能下降等都容易引起慢性支气管炎复发，所以平时要注意防护。需要特别提醒的是，慢性支气管炎患者最好戒烟，并且还要远离二手烟。

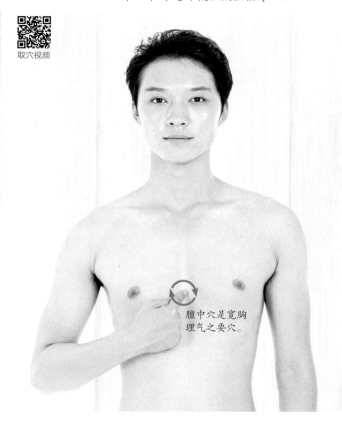

取穴视频

膻中穴是宽胸理气之要穴。

膻中穴

将食指指腹放于膻中穴上，按揉 3 分钟。

类风湿性关节炎

类风湿性关节炎是一种以关节病变为主的慢性自身免疫性疾病。主要临床表现为小关节滑膜所致的关节肿痛，继而出现软骨破坏、关节间隙变窄。晚期因严重骨质破坏可导致关节僵直、畸形、功能障碍。通过按摩可缓解类风湿关节炎引起的肌肉萎缩。

合谷穴
用拇指指端掐合谷穴1分钟。

取穴视频

注意不要掐破皮肤。

委中穴、承山穴、三阴交穴
用拇指指腹按揉委中穴、承山穴、三阴交穴，每次各 2~3 分钟。

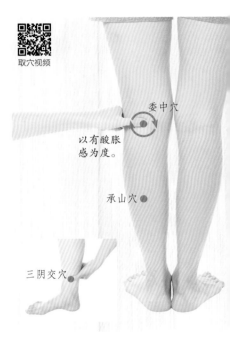

取穴视频

委中穴

以有酸胀感为度。

承山穴

三阴交穴

目前，本病还没有很好的根治方法，为一种易反复发作的疾病，若不注重预后或预后不良，致残率较高。在日常生活中，要注意劳逸结合、规律作息，可适当做些健身操。

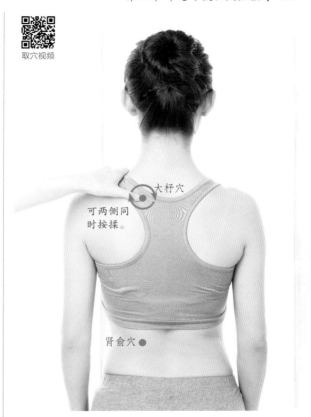

大杼穴

可两侧同
时按揉。

肾俞穴

大杼穴、肾俞穴

用拇指指腹按揉大杼穴、肾俞穴各
2~3分钟，可稍用力。

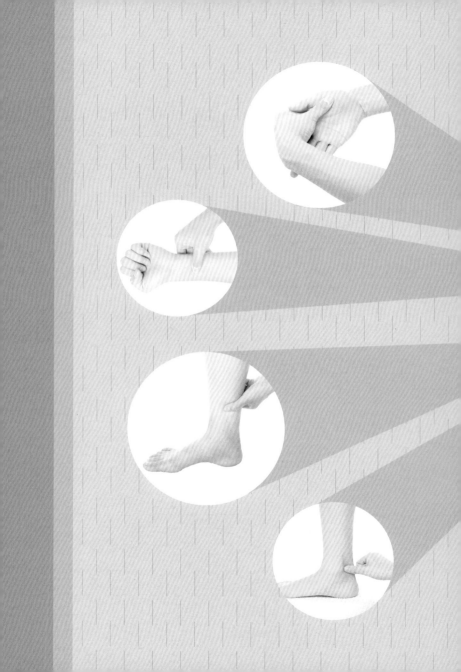

第五章
小儿常见病按摩

中医认为，小儿五脏六腑相较成人更清灵，康复能力更强；并且小儿皮肤薄嫩，经络穴位表浅、敏感。对小儿的经络进行刺激，有助于小儿强身健体、抵御疾病。

》小儿推拿前掌握

我国古代众多医学家经过几千年的探索实践，铸成了一把打开小儿健康的钥匙——小儿推拿。小儿推拿是孩子健康的守护神，能够帮助孩子加快新陈代谢、促进生长发育，通过对孩子皮肤的刺激，促进孩子对食物的消化、吸收和排泄，让孩子更好地发育、成长。小儿推拿是一种应对小儿常见疾病的绿色、安全、高效的方法。不过在小儿推拿前需要提前做一些准备工作，使得小儿能够更好地配合，以保证推拿的顺利进行。

室温要恰当

室温宜控制在 25~28 ℃之间。室温过高，孩子的身体和大人的手部容易出汗，会影响操作；室温过低，则易使孩子受到寒凉的刺激，还会引起孩子紧张。

推拿高度要适中

可以在较硬的床上推拿，注意高度要适中，以免父母为孩子推拿完，自己却落下腰痛的毛病。

铺毛巾

给小儿采取卧位推拿前，先在床上铺上柔软的毛巾，再让小儿躺着推拿。特别提醒 2 岁以下孩子的父母，要在毛巾下再铺一层防水垫，以免推拿过程中孩子突然大小便。

挑选好推拿时间

父母在推拿前一定要注意观察孩子的表情和情绪，如果孩子的眼睛看起来又亮又有神，一逗就笑，一般就是推拿的好时机，可以边推拿边和孩子玩，也可以放些轻柔的音乐稳定孩子的情绪。

光线不要直射

推拿时的光线不要太亮，不要直射孩子眼部，宜用反射光线，这样会让孩子有安全感，推拿时舒服又开心。

推拿前要洗手、修剪指甲

推拿之前，父母指甲要修剪整洁，并保持两手温暖，可搓热后再操作，以免两手冰凉刺激孩子，影响操作。

推拿注意事项

在给小儿推拿前，需要注意一些推拿事项，有助于孩子恢复得更快更好。

1.适用人群：传统小儿推拿主要适用6岁以下孩子。6岁以上孩子运用小儿推拿时，应减少手部穴位，增加时间和力度，并配合成人手法。

2.推拿顺序：一般遵循先头面、次上肢、再胸腹腰背、后下肢的操作程序，或根据具体病情先推拿重点部位。

3.推拿时间：早晚都可进行推拿。孩子在睡着时安安静静，更便于推拿操作。在穴位定位准确的同时，仍需要注意以下两点：应在孩子饭后或喂奶后30分钟再行推拿；推拿完后30分钟内不宜喂奶，以防孩子溢奶。

推拿禁忌证

虽然小儿推拿操作安全，运用广泛，但也有一些不宜推拿的禁忌证应予以注意。各种皮肤病患处以及皮肤有破损（发生烧伤、烫伤、擦伤、裂伤等），皮肤有炎症、疔疮、疖肿、脓肿、不明肿块，以及有瘢痕的局部伤口，有明显的感染性疾病，有急性传染病，有出血倾向的疾病，有严重的心、肺、肝、肾等脏器疾病，有严重症状而诊断不明确者等，不宜推拿。

以上的禁忌证多指某些不适宜采用推拿疗法的小儿病症，即便是适宜采用推拿疗法的病症，操作时也要注意手法的力度、方向等，如果应用不当也会出现一些意外和危险。所以，要求父母熟练掌握小儿推拿手法，才能保证小儿推拿的安全性和有效性。

≫ 小儿常见病推拿方

操作
■■/// 分推手阴阳
■■/// 拿风池穴
■■/// 推天柱骨
■■/// 按揉肺俞穴

治疗原则
辨证处理

发热

孩子发热多由自己不知冷热调节、父母护理不周导致，这类情况属于生理性发热，可配合小儿推拿退热。有时候发热也可能是患上某种疾病的信号。因此，孩子出现发热后，要注意观察孩子除了发热还伴有哪些症状。必要时及时就医，避免耽误病情。

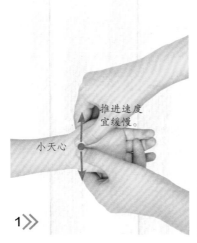

推进速度宜缓慢。

小天心

1≫

分推手阴阳
两手拇指指腹从孩子小天心，向两侧分推 100~200 次。

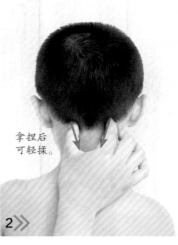

拿捏后可轻揉。

2≫

拿风池穴
以拇指和食指、中指相对用力，拿风池穴 50~100 次。

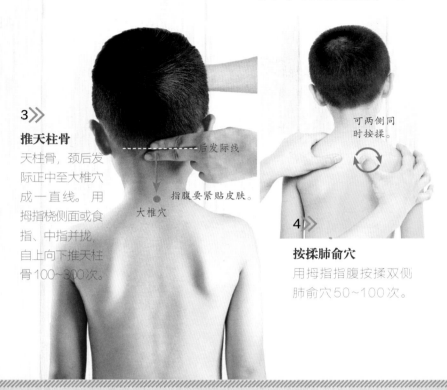

3 ≫

推天柱骨

天柱骨，颈后发际正中至大椎穴成一直线。用拇指桡侧面或食指、中指并拢，自上向下推天柱骨100~300次。

后发际线

指腹要紧贴皮肤。

大椎穴

可两侧同时按揉。

4 ≫

按揉肺俞穴

用拇指指腹按揉双侧肺俞穴50~100次。

///// 小儿发热如何护理

小儿在发热期间，其饮食以清淡、易于消化为宜。可以吃一些流食或半流食，避免油腻以及辛辣、生冷的食物。此外，还要注意饮食应富有营养，给小儿适量多饮水，以免小儿发生脱水情况。如果小儿手脚发凉，伴有寒战，可用温水泡手、泡脚。发热时小儿精神都比较差，食欲也不好，身体虚弱，因此要尽量卧床休息，保持室内安静，避免精神刺激。室内温度过高，人体散热就慢，会导致患儿心情烦躁；温度过低，小儿又易受寒，所以尽量保证室内温度处于20~25℃为宜，避免空气对流。

病理性发热有外感风寒型、外感风热型、阴虚内热型和食积发热型四种常见类型。外感风寒型表现为发热轻，恶寒重，无汗，舌淡苔白，鼻塞，流清鼻涕，打喷嚏等。外感风热型表现为发热重，恶寒轻，有汗或无汗，口渴，面红，小便黄，唇舌红等。阴虚内热型表现为盗汗，心烦不宁，情绪不稳，手心、脚心发热，口干喜饮等，发热多在午后或夜晚，发热程度不高，持续时间较长。食积发热型多见于午后及夜间，晨起可正常，伴腹胀，手心、脚心发热，口臭，腹泻或便秘，口唇干红，舌质红，舌苔黄腻或厚等。

外感风寒型

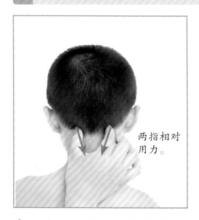

两指相对用力。

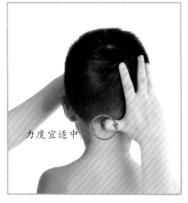

力度宜适中。

拿风池穴：拇指、食指相对用力，拿双侧风池穴 50~100 次。

揉风府穴：用拇指指端揉风府穴 50~100 次。

外感风热型

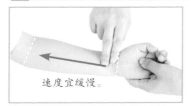

速度宜缓慢。

清天河水：食指、中指并拢，自腕横纹正中向肘横纹正中直推天河水 200~300 次。

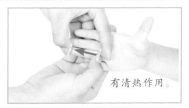

有清热作用。

清肺经：由无名指掌面指根向指端方向直推肺经 200~300 次。

阴虚内热型

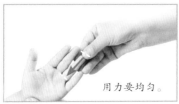

用力要均匀。

补肺经：用拇指指腹从无名指指端向无名指掌面指根方向直推肺经 200~300 次。

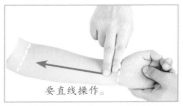

要直线操作。

清天河水：食指、中指并拢，自腕横纹正中向肘横纹正中直推天河水 200~300 次。

食积发热型

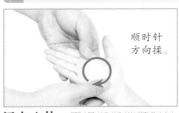

顺时针方向揉。

运内八卦：用拇指指端顺时针方向运内八卦 200~300 次。

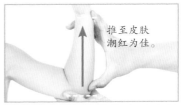

推至皮肤潮红为佳。

退六腑：用拇指指腹在小儿前臂尺侧自肘关节至掌根直推六腑 200~300 次。

感冒

中医认为，小儿感冒主要是由风寒或风热从口鼻肌表侵犯肺系引起的，以恶寒、发热、鼻塞、流涕、打喷嚏等为主要临床特征。在气候突变、洗澡着凉、养护不当时容易诱发感冒，一年四季均会出现，尤以冬、春两季和气候骤变时多见。通过按摩可帮助小儿缓解感冒带来的不适。

操作

▰//// 开天门
▰//// 推坎宫
▰//// 运太阳穴
▰//// 揉耳后高骨

治疗原则
辨证处理

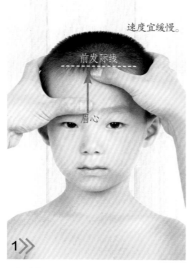

速度宜缓慢。

前发际线

眉心

1》

开天门
两手拇指自眉心至前发际正中交替直推天门 50~100 次。

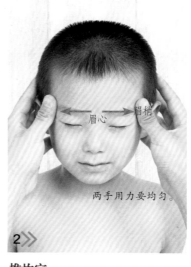

眉心 → 眉梢

两手用力要均匀。

2》

推坎宫
用两手拇指指腹自眉心向眉梢分推坎宫 50~100 次。

3》

运太阳穴

用双手手指指腹向耳方向运双侧太阳穴50~100次。

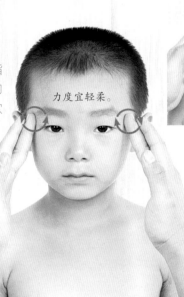

力度宜轻柔。

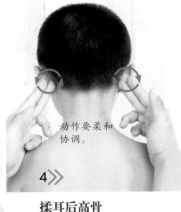

动作要柔和协调。

4》

揉耳后高骨

用双手手指指端揉双侧耳后高骨30次。

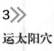　**及时增减衣物**

很多孩子感冒是因为穿着不当，受了风寒或风热而引起的。家长要随气候变化及时为孩子增减衣物。

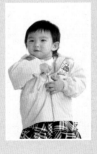

合理用药

普通的病毒性感冒一般无须使用抗生素；若细菌感染，伴有并发症时，需遵医嘱使用抗生素。

感冒可分为风寒型、风热型、暑邪型和时疫型（流行性感冒）四种常见类型。风寒型表现为怕冷，发热，无汗，四肢关节酸痛，流鼻涕，咳痰清稀，舌苔薄白，口不渴等。风热型表现为发热重，咽痛，口干，流黄涕，咳嗽痰黄，舌红，舌苔薄黄等。暑邪型表现为高热，无汗或汗出热不解，头晕，头痛，身重困倦，胸闷欲吐，食欲不振或有腹泻，小便短黄，舌红，舌苔黄腻等。时疫型发病急，表现为高热，恶寒，无汗或汗出热不解，嗜睡，肌肉酸痛，目赤咽红，或有恶心，呕吐，大便稀，舌红，舌苔黄等。针对不同证型的感冒，按摩方也不同。

风寒型

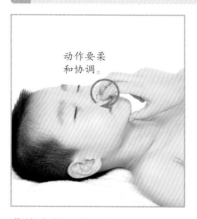

动作要柔和协调。

黄蜂入洞： 用一只手的食指、中指指端反复、不间断揉动小儿两鼻孔下缘 20~50 次。

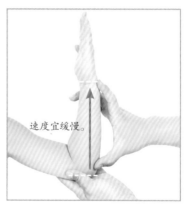

速度宜缓慢。

退六腑： 用拇指指腹在小儿前臂尺侧自肘关节至掌根直推六腑 200~300 次。

风热型

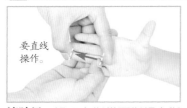

要直线操作。

清肺经： 沿无名指掌面指根向指端方向直推肺经200~300次。

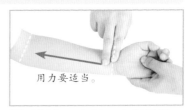

用力要适当。

清天河水： 食指、中指并拢，自腕横纹正中向肘横纹正中直推天河水200~300次。

暑邪型

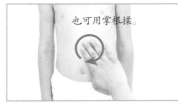

也可用掌根揉。

摩中脘穴： 食指、中指、无名指和小指并拢，摩中脘穴3分钟。

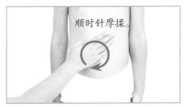

顺时针摩揉。

摩腹： 食指、中指、无名指和小指并拢，摩腹5分钟。

时疫型

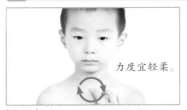

力度宜轻柔。

揉天突穴： 用手指指腹揉天突穴100次。

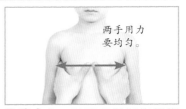

两手用力要均匀。

推膻中穴： 用两手拇指桡侧缘分推膻中穴100次。

咳嗽

操作

- ▰▰▱▱▱ 补肺经
- ▰▰▱▱▱ 推膻中穴
- ▰▱▱▱▱ 运内八卦
- ▰▰▱▱▱ 按揉乳旁穴
- ▰▰▱▱▱ 按揉乳根穴
- ▰▱▱▱▱ 按揉天突穴

治疗原则

辨证处理

咳嗽是某些疾病的症状之一，常见于呼吸道感染性疾病，也可见于非呼吸道感染性疾病和全身性疾病。呼吸道急性或慢性感染所致的小儿咳嗽在儿科临床中较为多见，这是因为小儿呼吸道血管丰富，气管、支气管黏膜较嫩，从而较易发生炎症。通过按摩穴位，可以起到宣肺理气、止咳清肺的作用，可缓解小儿咳嗽。

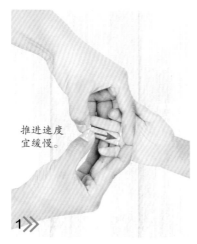

推进速度宜缓慢。

1

补肺经

用拇指指腹从无名指指端向掌面指根直推肺经 200~300 次。

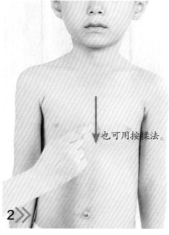

也可用按揉法。

2

推膻中穴

用手指指腹自上向下直推膻中穴 100 次。

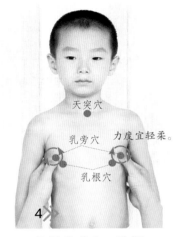

天突穴

乳旁穴　力度宜轻柔。

乳根穴

3》

运内八卦

用拇指指腹顺时针方向运内八卦200~300次。

顺时针方向揉。

4》

按揉乳旁穴、乳根穴、天突穴

用拇指指腹按揉乳旁穴、乳根穴、天突穴各50次。

▉/// 增强体质

带孩子多参加户外活动，多晒太阳，加强体育锻炼，可增强体质，提升抗病能力。

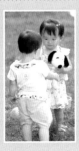

▉/// 对症处理

在按摩的同时，应认真查找引起咳嗽的原因，并前往正规医疗机构诊治，从根本上进行处理，以免延误病情。

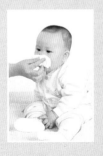

　　咳嗽可分为外感风寒型、外感风热型和阴虚内热型三种常见类型。外感风寒型表现为咳嗽频作，咽痒声重，咳痰清稀，鼻塞涕清，恶寒，不发热或有微热，无汗，口不渴，舌苔薄白。外感风热型表现为咳嗽不爽，痰色黄稠，咳痰不畅，发热恶风，出汗，鼻流浊涕，咽痛，小便黄赤，舌苔薄黄。阴虚内热型表现为久咳，干咳无痰或痰少而黏，咳以午后为重，身微发热，口渴，咽干，面色潮红，五心烦热，舌质红，舌苔少，缺乏津液。

外感风寒型

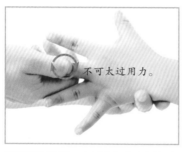

不可太过用力。

掐揉五指节： 用拇指指端依次掐揉五指节各10~20次。

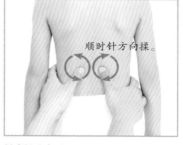

顺时针方向揉。

按揉胃俞穴： 用拇指指腹按揉双侧胃俞穴各100次。

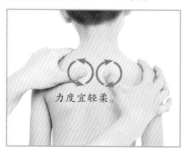

力度宜轻柔。

按揉肺俞穴： 用拇指指腹按揉双侧肺俞穴各100次。

外感风热型

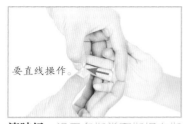

要直线操作。

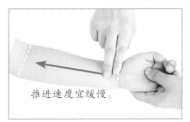

推进速度宜缓慢。

清肺经： 沿无名指掌面指根向指尖方向直推肺经 200~300 次。

清天河水： 食指、中指并拢，自腕横纹正中向肘横纹正中直推天河水 200~300 次。

阴虚内热型

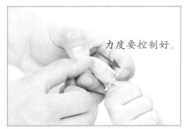

力度要控制好。

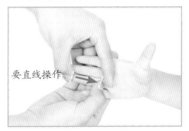

要直线操作。

补脾经： 用拇指指腹在小儿拇指桡侧，从指端向指根方向直推脾经 200~300 次。

补肺经： 用拇指指腹从无名指指端向掌面指根方向直推肺经 200~300 次。

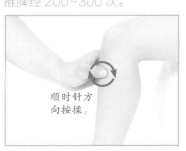

顺时针方向按揉。

按揉足三里穴： 用拇指指腹按揉足三里穴 30 次。

小儿支气管炎

操作

- ■/// 按揉乳旁穴
- ■/// 按揉乳根穴
- ■/// 清肺经
- ■/// 退六腑
- ■/// 分推膻中穴

治疗原则

补益肺气、健脾化痰

小儿支气管炎通常是由病毒感染引起的，也可能由细菌感染所致，是小儿常见的一种急性上呼吸道感染。小儿支气管炎病发时，会出现咳嗽、发热、胸痛、咳痰、呕吐、呼吸困难等症状，主要是因为肺部受风寒所致，早晚加重，尤以夜间为甚，咳嗽日久，病程较长。患者应及时就医，并通过按摩辅助治疗。

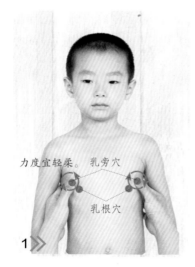

力度宜轻柔。　乳旁穴

乳根穴

1》 按揉乳旁穴、乳根穴

用拇指指腹按揉乳旁穴、乳根穴各100次。

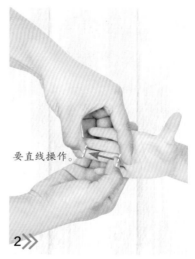

要直线操作。

2》 清肺经

用拇指从无名指掌面指根向指端方向直推肺经200~300次。

3 »

退六腑

用拇指指腹在小儿前臂尺侧自肘关节向掌根直推六腑200~300次。

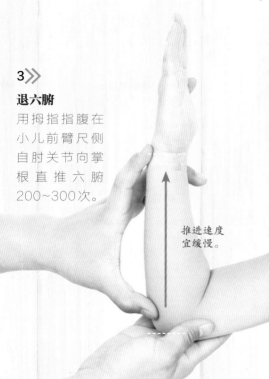

推进速度宜缓慢。

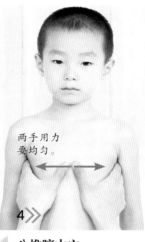

两手用力要均匀。

4 »

分推膻中穴

用两手拇指桡侧缘自膻中穴向两侧分推100次。

▰/// 注意饮食

饮食以清淡为宜，多吃滋阴润肺的食物，如雪梨、百合、莲子等；少食油腻、辛辣、刺激性食物，如肥肉、辣椒等。

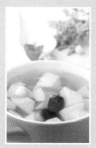

▰/// 生活注意事项

冬、春季流感流行季节应少带孩子去人多、不通风的公共场所。家里要常开窗通风。

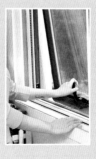

便秘

　　小儿便秘的发生主要是由于大肠传导功能失常，粪便在肠内停留太久，水分被吸收，从而粪质过于干燥、坚硬所致；或气滞不行，气虚传导无力所致；或病后体虚，津液耗伤，肠道干涩等原因所致。虽然便秘的主要病变部位在大肠，但也与肝、脾、胃、肾功能失调密切相关。推拿可有效缓解便秘。

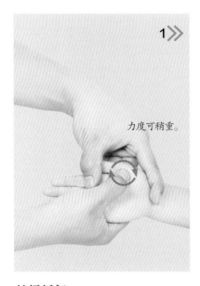

力度可稍重。

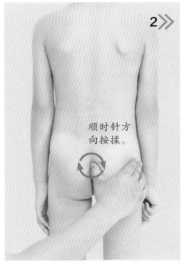

顺时针方向按揉。

按揉板门

在手掌大鱼际之平面，用拇指指腹按揉板门300次。

揉龟尾

用拇指指腹按揉孩子尾椎骨端300次。

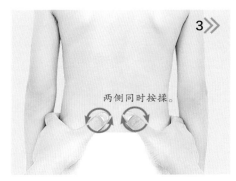

两侧同时按揉。

按揉大肠俞穴

用拇指指腹按揉双侧大肠俞穴各 100 次。

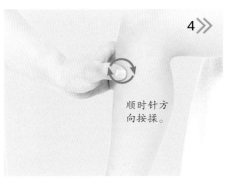

顺时针方向按揉。

按揉足三里穴

用拇指指腹按揉足三里穴 50 次。

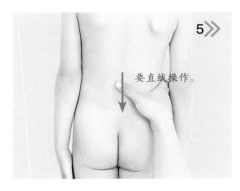

要直线操作。

推下七节骨

七节骨，位于第 4 腰椎至尾椎骨的直线。以拇指指腹或食指、中指并拢，自上而下推 1 分钟。

疳积

疳积又称疳疾，指小儿脾胃虚弱，运化失常，以致干枯羸瘦的疾患。孩子患上疳积大多是由营养失衡造成的。若孩子长期饮食不合理，会加重脾胃负担，伤害脾胃之气，耗伤气血津液，滞积中焦，出现面色无华、毛发干枯、精神萎靡、烦躁易怒、大便不调等症状。可以通过推、揉、摩、捏等推拿方法来刺激相关穴位进行调理。

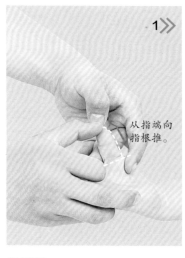

从指端向指根推。

补脾经

用拇指指腹在小儿拇指桡侧，从指尖向指根方向直推脾经200~300次。

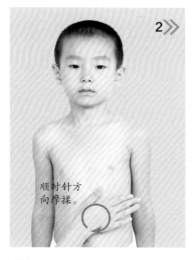

顺时针方向摩揉。

摩腹

以一只手掌心置于腹部，摩腹2~3分钟。

⚠️ **养护注意事项**

1. 孩子出现疳积症状后要积极配合医生治疗原发病，合理喂养。饮食营养要均衡，烹调的食物要能促进孩子的食欲，同时又易于消化，这样疳积症状才能得到改善。

2. 养成良好的饮食习惯，饮食保质、定量、定时。多食健脾助消化的食物，如山楂、番茄等；多食益气养胃的食物，如南瓜、胡萝卜、山药等。

3. 建立合理的生活习惯，加强锻炼，多晒太阳，增强体质。

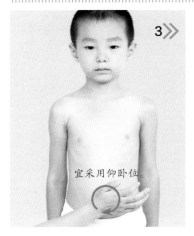

3 ≫

宜采用仰卧位。

揉脐

一只手的掌根置于肚脐，顺时针方向轻轻揉1分钟。

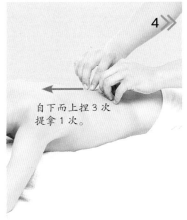

4 ≫

自下而上捏3次提拿1次。

捏脊

用拇指桡侧缘顶住皮肤，食指、中指前按，三指同时用力提拿肌肤，双手交替捻动，自下而上，向前推行，每捏3次，向上提拿1次。共操作3~5遍。

腹泻

　　小儿腹泻一般分为生理性腹泻和病理性腹泻。病理性腹泻主要是由于细菌、病毒的入侵感染引起的，必须尽早就医给予治疗。当明确孩子为生理性腹泻后，可在医生的指导下使用推拿的方法来调理孩子的胃肠气机，从而改善腹泻的症状。

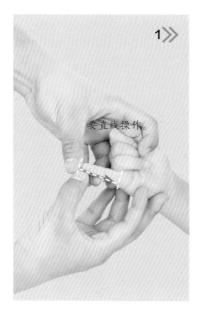

要直线操作。

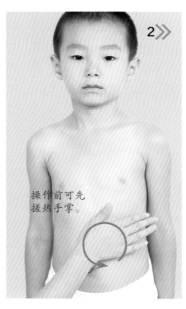

操作前可先搓热手掌。

补小肠经

在小指掌面稍偏尺侧，从指端向指根方向直推小肠经200~300次。

摩腹

双掌重叠或单掌置于腹部，逆时针方向摩腹2分钟。

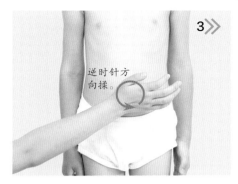

逆时针方向揉。

揉脐

掌根置于肚脐，逆时针方向轻轻揉 1 分钟。

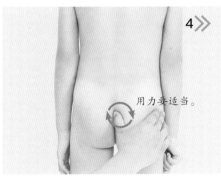

用力要适当。

揉龟尾

用拇指指腹按揉尾椎骨端 300 次。

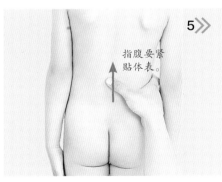

指腹要紧贴体表。

推上七节骨

七节骨，位于第 4 腰椎至尾椎骨的直线。以拇指指腹或食指、中指并拢，自下而上推 1 分钟。

呕吐

小儿呕吐分为伤食吐型、寒吐型和热吐型，其中伤食吐型较为多见。父母总希望孩子多吃点儿，但胃的容量是有限度的，装得太多，就会溢出来，即呕吐。缓解呕吐的关键是化积导滞，推拿有较好的缓解作用。下面主要介绍伤食吐型呕吐的推拿方。

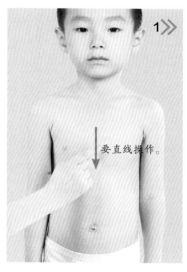

要直线操作。

推膻中穴

用手指指腹从上向下直推膻中穴 100 次。

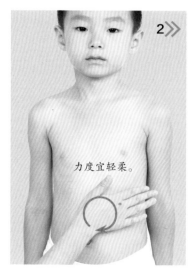

力度宜轻柔。

摩腹

以一只手的掌面顺时针方向摩腹 5 分钟。

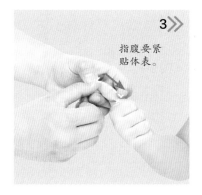

指腹要紧贴体表。

补脾经

用拇指指腹在小儿拇指桡侧，从指端向指根方向直推脾经200~300次。

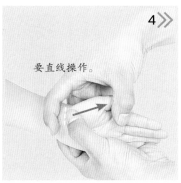

要直线操作。

横纹推向板门

用拇指指腹从大横纹向板门直推300次。

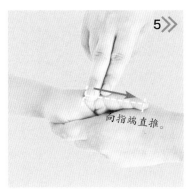

向指端直推。

清大肠

用手指指腹在小儿食指桡侧面，从指根向指端方向直推大肠经200~300次。

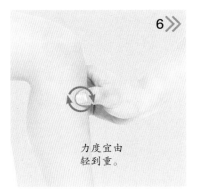

力度宜由轻到重。

按揉足三里穴

用拇指指腹按揉足三里穴1分钟。

厌食

厌食是指小儿较长时期见食不贪、食欲不佳，甚则拒食的一种常见病症。厌食有生理性厌食，也有心理性厌食。心理性厌食不能用推拿缓解。孩子出现厌食症状后，家长应带孩子及时就医，确定病因后在医生指导下进行处理。缓解厌食，要促进胃的排空，使胃留出足够的空间容纳新的食物，同时调理脾，加强脾的运化能力，为胃的排空提供保障。推拿疗法对缓解生理性厌食有明显的优势。

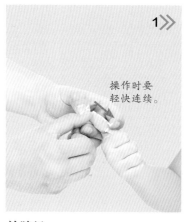

1»

操作时要轻快连续。

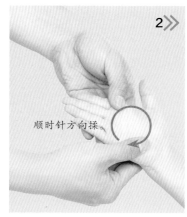

2»

顺时针方向揉。

补脾经

用拇指指腹在小儿拇指桡侧，从指端向指根方向直推脾经200~300次。

运内八卦

用拇指指端顺时针方向运内八卦200~300次。

！ **养护注意事项**

1. 孩子厌食是可以预防的，父母日常的养护很重要。家长给孩子准备饭菜应注意营养搭配，避免食物单一化。注意食物的色、香、味、形，尽量形式多样，以吸引孩子，促进食欲。

2. 营造良好的就餐环境，不要在孩子吃饭时对其训斥、威胁、发怒等，让孩子在心情愉快的状态下进餐。

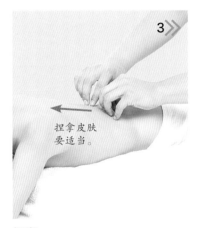

3 ≫

捏拿皮肤
要适当。

捏脊

用拇指桡侧缘顶住皮肤，食指、中指前按，三指同时用力提拿肌肤，双手交替捻动，自下而上，向前推行，每捏 3 次，向上提拿 1 次。共操作 5 遍。

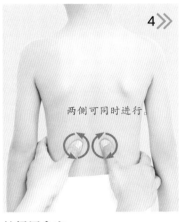

4 ≫

两侧可同时进行。

按揉胃俞穴

用两手拇指指腹按揉双侧胃俞穴各 50~100 次。

夜啼

夜啼是指孩子常在夜间啼哭，间歇发作或持续不止，甚至通宵达旦啼哭不休，而白天如常，症状有轻有重，一般会持续多个晚上。此症多见于6个月以内婴儿，孩子一般全身情况良好，但是夜啼时间久了，会影响孩子的健康。推拿手法对于缓解孩子夜啼有很好的效果，不过导致孩子夜啼的因素很多，在应用的时候一定要找清哭闹的原因，不可盲目采取措施。

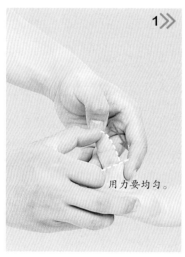

用力要均匀。

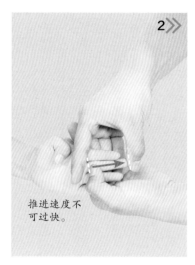

推进速度不可过快。

补脾经

用拇指指腹在孩子拇指桡侧，从指端向指根方向直推脾经200~300次。

清心经

用拇指指腹从中指掌面指根向指端方向直推心经200~300次。

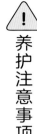

养护注意事项

1. 哺乳期妈妈不可过食寒凉及辛辣食物，以免通过乳汁损伤孩子脾胃。
2. 注意保暖，但切忌捂盖太暖。检查衣服、被褥有无异物刺伤孩子皮肤。
3. 平时避免让孩子受惊吓，以免因精神紧张而夜啼。
4. 睡前不要把孩子喂得过饱。过量的食物摄入会造成积食，引起肠胃不适，导致夜晚不能正常睡眠。

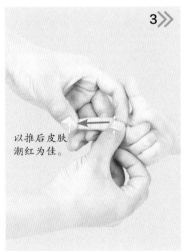

3 》》

以推后皮肤潮红为佳。

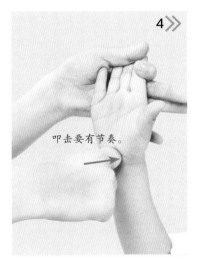

4 》》

叩击要有节奏。

清肝经

自食指掌面指根起推至指端，称清肝经，用拇指指腹推 200~300 次。

捣小天心

用食指关节叩击大、小鱼际交接凹陷处 50~100 次。

≫附录：突发不适，应急按摩

落枕——天宗穴

落枕是颈肩部常见的急性疼痛，主要表现为一侧颈肩部疼痛，头部转动时尤为明显，天宗穴可有效缓解落枕引起的相关不适。

操作： 用手指指腹按揉天宗穴，每天早晚各按 1~3 分钟，可缓解因落枕引起的不适。

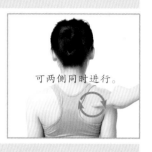

可两侧同时进行。

呃逆——间使穴

呃逆的发生，主要是由于胃气上逆所致。间使穴属心包经，联络三焦，能疏导三焦之气，尤长于行气散滞，所以有宽膈利气、缓解呃逆的功效。

操作： 打嗝时，用拇指指腹用力按揉间使穴，按摩 1~3 分钟，可有效缓解症状。

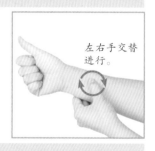

左右手交替进行。

牙痛——合谷穴

合谷穴位于人体手阳明大肠经上。此穴可活络通经，对于牙痛、三叉神经痛均有一定的缓解作用。

操作： 牙痛或头痛时，用指端垂直掐按此穴 1~3 分钟，会使疼痛得到缓解。

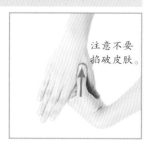

注意不要掐破皮肤。

头痛——四神聪穴

四神聪穴，位于百会穴四周，犹如四路神仙各守一方。其功效与百会穴十分接近，可提升人体阳气，对因阳气下陷引起的内脏下垂、头晕目眩等有一定的缓解作用。

操作： 因劳累、思虑过度而引起的头痛，可用点、揉等手法，逐一按摩四神聪穴。

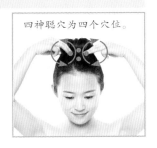

四神聪穴为四个穴位。

晕厥——人中穴

中暑、中风、虚脱时，患者突然昏倒，不省人事，面色苍白，大汗淋漓。这时家人可用大拇指掐按患者人中穴来进行急救。

操作： 用拇指指腹掐按人中穴，持续 2~3 分钟，一般晕厥会有所缓解。

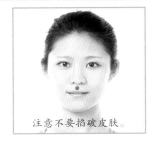

注意不要掐破皮肤。

胸闷、心慌——内关穴

内关穴是手厥阴心包经上的重要穴位，为"八脉交会"之穴，有安神、镇痛、理气的功效。按摩此穴对于心血管疾病有一定的缓解作用。

操作： 用拇指指腹按揉内关穴，能起到缓解胸闷、心慌的作用。

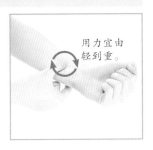

用力宜由轻到重。

腿脚抽筋——承山穴

足太阳膀胱经外走腰脊，内连于肾，故小腿腓肠肌痉挛与风寒侵扰、肾气受损有关。按摩承山穴可疏风散寒、补益腰肾，能有效缓解腿脚抽筋。

操作： 如果一侧小腿突然抽筋，可立即坐下来，用拇指指腹按揉该侧腿部承山穴，力度应由轻到重。

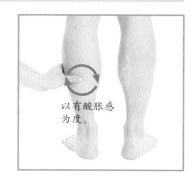

以有酸胀感为度。

声音嘶哑——天突穴

天突穴可促进咽喉部位的气血运行，缓解咽喉不适的症状。对天突穴的指压手法不宜过重、过深，以免造成相关组织的损伤。

操作： 用拇指指腹慢慢地按压天突穴 1~2 分钟，可以润肺化痰、清咽亮嗓。

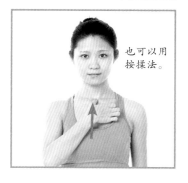

也可以用按揉法。